DELUXE DIABETES DIARY

BLOOD GLUCOSE MONITORING, MEAL TRACKER AND LOGBOOK

DIA BETES MELLITUS
KANSAS CITY

IN AN EMERGENCY CALL

◈

PRIMARY MD
NAME:

NUMBER:

ENDOCRINE MD
NAME:

NUMBER:

ALLERGIES

◈

◈

◈

THIS DELUXE DIABETES DIARY BELONGS TO:

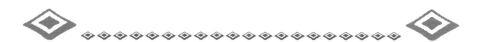

LABS AT A GLANCE

✦✦DATE✦✦						
✦HEMOBLOBIN A1C						
✦FASTING GLUCOSE						
✦GLUCOSE TOLERANCE						
✦SODIUM						
✦POTASSIUM						
✦BUN						
✦CREATININE						
✦PROTIME (PT) ✦PARTIAL PROTHROMBIN TIME (PTT)						
✦INR						
✦HEMOGLOBIN (HGB)						
✦HEMATOCRIT (HCT)						

BLOOD PRESSURE & WEIGHT
3 MONTHS AT A GLANCE

	WEIGHT	BP	WEIGHT	BP	WEIGHT	BP
1						
2						
3						
4						
5						
6						
7						
8						
9						
10						
11						
12						
13						
14						
15						
16						
17						
18						
19						
20						
21						
22						
23						
24						
25						
26						
27						
28						
29						
30						
31						

MONTH AT A GLANCE

MONTH:

YEAR:

APPOINTMENTS

MONTHLY GOALS

TO DO LIST

NOTES

GLUCOSE: MONTH AT A GLANCE

	BREAKFAST	LUNCH	DINNER	SNACK	BEDTIME
1					
2					
3					
4					
5					
6					
7					
8					
9					
10					
11					
12					
13					
14					
15					
16					
17					
18					
19					
20					
21					
22					
23					
24					
25					
26					
27					
28					
29					
30					
31					

TODAY'S TRACKER

WEIGHT

BP

DATE:

CUPS OF WATER: ① ② ③ ④ ⑤ ⑥ ⑦ ⑧ ⑨ ⑩

◆◇ DAILY GLUCOSE ◇◆

BRKFST	LUNCH	DINNER	SNACK/ HS
BEFORE	BEFORE	BEFORE	BEFORE
AFTER	AFTER	AFTER	AFTER
INSULIN	INSULIN	INSULIN	INSULIN
MEAL:	MEAL:	MEAL:	MEAL:
PROTEIN GR:	PROTEIN GR:	PROTEIN GR:	PROTEIN GR:
CARBS GR:	CARBS GR:	CARBS GR:	CARBS GR:
FAT GR:	FAT GR:	FAT GR:	FAT GR:
CALORIES:	CALORIES:	CALORIES:	CALORIES:

DAILY OBSERVATIONS & NOTES: EXERCISE

TODAY'S TRACKER

WEIGHT

BP

DATE:

CUPS OF WATER: ① ② ③ ④ ⑤ ⑥ ⑦ ⑧ ⑨ ⑩

❖❖ DAILY GLUCOSE ❖❖

BRKFST	LUNCH	DINNER	SNACK/ HS
BEFORE	BEFORE	BEFORE	BEFORE
AFTER	AFTER	AFTER	AFTER
INSULIN	INSULIN	INSULIN	INSULIN
MEAL:	MEAL:	MEAL:	MEAL:
PROTEIN GR:	PROTEIN GR:	PROTEIN GR:	PROTEIN GR:
CARBS GR:	CARBS GR:	CARBS GR:	CARBS GR:
FAT GR:	FAT GR:	FAT GR:	FAT GR:
CALORIES:	CALORIES:	CALORIES:	CALORIES:

DAILY OBSERVATIONS & NOTES: EXERCISE

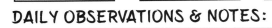

TODAY'S TRACKER

WEIGHT

BP

DATE:

CUPS OF WATER: ① ② ③ ④ ⑤ ⑥ ⑦ ⑧ ⑨ ⑩

◇◆ DAILY GLUCOSE ◆◇

BRKFST	LUNCH	DINNER	SNACK/ HS
BEFORE	BEFORE	BEFORE	BEFORE
AFTER	AFTER	AFTER	AFTER
INSULIN	INSULIN	INSULIN	INSULIN
MEAL:	MEAL:	MEAL:	MEAL:
PROTEIN GR:	PROTEIN GR:	PROTEIN GR:	PROTEIN GR:
CARBS GR:	CARBS GR:	CARBS GR:	CARBS GR:
FAT GR:	FAT GR:	FAT GR:	FAT GR:
CALORIES:	CALORIES:	CALORIES:	CALORIES:

DAILY OBSERVATIONS & NOTES: EXERCISE

TODAY'S TRACKER

WEIGHT

BP

DATE:

CUPS OF WATER: ① ② ③ ④ ⑤ ⑥ ⑦ ⑧ ⑨ ⑩

◈◈ DAILY GLUCOSE ◈◈

BRKFST	LUNCH	DINNER	SNACK/ HS
BEFORE	BEFORE	BEFORE	BEFORE
AFTER	AFTER	AFTER	AFTER
INSULIN	INSULIN	INSULIN	INSULIN
MEAL:	MEAL:	MEAL:	MEAL:
PROTEIN GR:	PROTEIN GR:	PROTEIN GR:	PROTEIN GR:
CARBS GR:	CARBS GR:	CARBS GR:	CARBS GR:
FAT GR:	FAT GR:	FAT GR:	FAT GR:
CALORIES:	CALORIES:	CALORIES:	CALORIES:

DAILY OBSERVATIONS & NOTES: EXERCISE

TODAY'S TRACKER

WEIGHT

BP

DATE:

CUPS OF WATER: ① ② ③ ④ ⑤ ⑥ ⑦ ⑧ ⑨ ⑩

❖❖ DAILY GLUCOSE ❖❖

BRKFST	LUNCH	DINNER	SNACK/ HS
BEFORE	BEFORE	BEFORE	BEFORE
AFTER	AFTER	AFTER	AFTER
INSULIN	INSULIN	INSULIN	INSULIN
MEAL:	MEAL:	MEAL:	MEAL:
PROTEIN GR:	PROTEIN GR:	PROTEIN GR:	PROTEIN GR:
CARBS GR:	CARBS GR:	CARBS GR:	CARBS GR:
FAT GR:	FAT GR:	FAT GR:	FAT GR:
CALORIES:	CALORIES:	CALORIES:	CALORIES:

DAILY OBSERVATIONS & NOTES: EXERCISE

TODAY'S TRACKER

WEIGHT

BP

DATE:

CUPS OF WATER: ① ② ③ ④ ⑤ ⑥ ⑦ ⑧ ⑨ ⑩

◆◆ DAILY GLUCOSE ◆◆

BRKFST	LUNCH	DINNER	SNACK/ HS
BEFORE	BEFORE	BEFORE	BEFORE
AFTER	AFTER	AFTER	AFTER
INSULIN	INSULIN	INSULIN	INSULIN
MEAL:	MEAL:	MEAL:	MEAL:
PROTEIN GR:	PROTEIN GR:	PROTEIN GR:	PROTEIN GR:
CARBS GR:	CARBS GR:	CARBS GR:	CARBS GR:
FAT GR:	FAT GR:	FAT GR:	FAT GR:
CALORIES:	CALORIES:	CALORIES:	CALORIES:

DAILY OBSERVATIONS & NOTES: EXERCISE

TODAY'S TRACKER

WEIGHT

BP

DATE:

CUPS OF WATER: ① ② ③ ④ ⑤ ⑥ ⑦ ⑧ ⑨ ⑩

◆◆ DAILY GLUCOSE ◆◆

BRKFST	LUNCH	DINNER	SNACK/ HS
BEFORE	BEFORE	BEFORE	BEFORE
AFTER	AFTER	AFTER	AFTER
INSULIN	INSULIN	INSULIN	INSULIN
MEAL:	MEAL:	MEAL:	MEAL:
PROTEIN GR:	PROTEIN GR:	PROTEIN GR:	PROTEIN GR:
CARBS GR:	CARBS GR:	CARBS GR:	CARBS GR:
FAT GR:	FAT GR:	FAT GR:	FAT GR:
CALORIES:	CALORIES:	CALORIES:	CALORIES:

DAILY OBSERVATIONS & NOTES: EXERCISE

TODAY'S TRACKER

WEIGHT

BP

DATE:

CUPS OF WATER: ① ② ③ ④ ⑤ ⑥ ⑦ ⑧ ⑨ ⑩

❖❖ DAILY GLUCOSE ❖❖

BRKFST	LUNCH	DINNER	SNACK/ HS
BEFORE	BEFORE	BEFORE	BEFORE
AFTER	AFTER	AFTER	AFTER
INSULIN	INSULIN	INSULIN	INSULIN
MEAL:	MEAL:	MEAL:	MEAL:
PROTEIN GR:	PROTEIN GR:	PROTEIN GR:	PROTEIN GR:
CARBS GR:	CARBS GR:	CARBS GR:	CARBS GR:
FAT GR:	FAT GR:	FAT GR:	FAT GR:
CALORIES:	CALORIES:	CALORIES:	CALORIES:

DAILY OBSERVATIONS & NOTES: **EXERCISE**

TODAY'S TRACKER

WEIGHT ☐

BP ☐

DATE: _____

CUPS OF WATER: ① ② ③ ④ ⑤ ⑥ ⑦ ⑧ ⑨ ⑩

❖❖ DAILY GLUCOSE ❖❖

BRKFST	LUNCH	DINNER	SNACK/ HS
BEFORE	**BEFORE**	**BEFORE**	**BEFORE**
☐	☐	☐	☐
AFTER	**AFTER**	**AFTER**	**AFTER**
☐	☐	☐	☐
INSULIN	**INSULIN**	**INSULIN**	**INSULIN**
☐	☐	☐	☐
MEAL:	**MEAL:**	**MEAL:**	**MEAL:**
PROTEIN GR:	**PROTEIN GR:**	**PROTEIN GR:**	**PROTEIN GR:**
☐	☐	☐	☐
CARBS GR:	**CARBS GR:**	**CARBS GR:**	**CARBS GR:**
☐	☐	☐	☐
FAT GR:	**FAT GR:**	**FAT GR:**	**FAT GR:**
☐	☐	☐	☐
CALORIES:	**CALORIES:**	**CALORIES:**	**CALORIES:**
☐	☐	☐	☐

DAILY OBSERVATIONS & NOTES: EXERCISE

TODAY'S TRACKER

WEIGHT

BP

DATE:

CUPS OF WATER: ① ② ③ ④ ⑤ ⑥ ⑦ ⑧ ⑨ ⑩

◆◆ DAILY GLUCOSE ◆◆

BRKFST	LUNCH	DINNER	SNACK/ HS
BEFORE	BEFORE	BEFORE	BEFORE
AFTER	AFTER	AFTER	AFTER
INSULIN	INSULIN	INSULIN	INSULIN
MEAL:	MEAL:	MEAL:	MEAL:
PROTEIN GR:	PROTEIN GR:	PROTEIN GR:	PROTEIN GR:
CARBS GR:	CARBS GR:	CARBS GR:	CARBS GR:
FAT GR:	FAT GR:	FAT GR:	FAT GR:
CALORIES:	CALORIES:	CALORIES:	CALORIES:

DAILY OBSERVATIONS & NOTES: **EXERCISE**

TODAY'S TRACKER

WEIGHT [ ]

DATE:

BP [ ]

CUPS OF WATER: ① ② ③ ④ ⑤ ⑥ ⑦ ⑧ ⑨ ⑩

◆◆ DAILY GLUCOSE ◆◆

BRKFST	LUNCH	DINNER	SNACK/ HS
BEFORE	BEFORE	BEFORE	BEFORE
[ ]	[ ]	[ ]	[ ]
AFTER	AFTER	AFTER	AFTER
[ ]	[ ]	[ ]	[ ]
INSULIN	INSULIN	INSULIN	INSULIN
[ ]	[ ]	[ ]	[ ]
MEAL:	MEAL:	MEAL:	MEAL:
PROTEIN GR:	PROTEIN GR:	PROTEIN GR:	PROTEIN GR:
[ ]	[ ]	[ ]	[ ]
CARBS GR:	CARBS GR:	CARBS GR:	CARBS GR:
[ ]	[ ]	[ ]	[ ]
FAT GR:	FAT GR:	FAT GR:	FAT GR:
[ ]	[ ]	[ ]	[ ]
CALORIES:	CALORIES:	CALORIES:	CALORIES:
[ ]	[ ]	[ ]	[ ]

DAILY OBSERVATIONS & NOTES: **EXERCISE**

TODAY'S TRACKER

WEIGHT

BP

DATE:

CUPS OF WATER: ① ② ③ ④ ⑤ ⑥ ⑦ ⑧ ⑨ ⑩

◈◈ DAILY GLUCOSE ◈◈

BRKFST	LUNCH	DINNER	SNACK/ HS
BEFORE	BEFORE	BEFORE	BEFORE
AFTER	AFTER	AFTER	AFTER
INSULIN	INSULIN	INSULIN	INSULIN
MEAL:	MEAL:	MEAL:	MEAL:
PROTEIN GR:	PROTEIN GR:	PROTEIN GR:	PROTEIN GR:
CARBS GR:	CARBS GR:	CARBS GR:	CARBS GR:
FAT GR:	FAT GR:	FAT GR:	FAT GR:
CALORIES:	CALORIES:	CALORIES:	CALORIES:

DAILY OBSERVATIONS & NOTES: EXERCISE

TODAY'S TRACKER

WEIGHT

BP

DATE:

CUPS OF WATER: ① ② ③ ④ ⑤ ⑥ ⑦ ⑧ ⑨ ⑩

❖❖ DAILY GLUCOSE ❖❖

BRKFST	LUNCH	DINNER	SNACK/ HS
BEFORE	BEFORE	BEFORE	BEFORE
AFTER	AFTER	AFTER	AFTER
INSULIN	INSULIN	INSULIN	INSULIN
MEAL:	MEAL:	MEAL:	MEAL:
PROTEIN GR:	PROTEIN GR:	PROTEIN GR:	PROTEIN GR:
CARBS GR:	CARBS GR:	CARBS GR:	CARBS GR:
FAT GR:	FAT GR:	FAT GR:	FAT GR:
CALORIES:	CALORIES:	CALORIES:	CALORIES:

DAILY OBSERVATIONS & NOTES: EXERCISE

TODAY'S TRACKER

WEIGHT

BP

DATE:

CUPS OF WATER: ① ② ③ ④ ⑤ ⑥ ⑦ ⑧ ⑨ ⑩

❖❖ DAILY GLUCOSE ❖❖

BRKFST	LUNCH	DINNER	SNACK/ HS
BEFORE	BEFORE	BEFORE	BEFORE
AFTER	AFTER	AFTER	AFTER
INSULIN	INSULIN	INSULIN	INSULIN
MEAL:	MEAL:	MEAL:	MEAL:
PROTEIN GR:	PROTEIN GR:	PROTEIN GR:	PROTEIN GR:
CARBS GR:	CARBS GR:	CARBS GR:	CARBS GR:
FAT GR:	FAT GR:	FAT GR:	FAT GR:
CALORIES:	CALORIES:	CALORIES:	CALORIES:

DAILY OBSERVATIONS & NOTES: EXERCISE

TODAY'S TRACKER

WEIGHT

BP

DATE:

CUPS OF WATER: ① ② ③ ④ ⑤ ⑥ ⑦ ⑧ ⑨ ⑩

❖❖ DAILY GLUCOSE ❖❖

BRKFST	LUNCH	DINNER	SNACK/ HS
BEFORE	BEFORE	BEFORE	BEFORE
AFTER	AFTER	AFTER	AFTER
INSULIN	INSULIN	INSULIN	INSULIN
MEAL:	MEAL:	MEAL:	MEAL:
PROTEIN GR:	PROTEIN GR:	PROTEIN GR:	PROTEIN GR:
CARBS GR:	CARBS GR:	CARBS GR:	CARBS GR:
FAT GR:	FAT GR:	FAT GR:	FAT GR:
CALORIES:	CALORIES:	CALORIES:	CALORIES:

DAILY OBSERVATIONS & NOTES: EXERCISE

TODAY'S TRACKER

WEIGHT		BP
	DATE:	

CUPS OF WATER: ① ② ③ ④ ⑤ ⑥ ⑦ ⑧ ⑨ ⑩

❖❖ DAILY GLUCOSE ❖❖

BRKFST	LUNCH	DINNER	SNACK/ HS
BEFORE	BEFORE	BEFORE	BEFORE
AFTER	AFTER	AFTER	AFTER
INSULIN	INSULIN	INSULIN	INSULIN
MEAL:	MEAL:	MEAL:	MEAL:
PROTEIN GR:	PROTEIN GR:	PROTEIN GR:	PROTEIN GR:
CARBS GR:	CARBS GR:	CARBS GR:	CARBS GR:
FAT GR:	FAT GR:	FAT GR:	FAT GR:
CALORIES:	CALORIES:	CALORIES:	CALORIES:

DAILY OBSERVATIONS & NOTES: EXERCISE

TODAY'S TRACKER

WEIGHT

BP

DATE:

CUPS OF WATER: ① ② ③ ④ ⑤ ⑥ ⑦ ⑧ ⑨ ⑩

◆◆ DAILY GLUCOSE ◆◆

BRKFST	LUNCH	DINNER	SNACK/ HS
BEFORE	BEFORE	BEFORE	BEFORE
AFTER	AFTER	AFTER	AFTER
INSULIN	INSULIN	INSULIN	INSULIN
MEAL:	MEAL:	MEAL:	MEAL:
PROTEIN GR:	PROTEIN GR:	PROTEIN GR:	PROTEIN GR:
CARBS GR:	CARBS GR:	CARBS GR:	CARBS GR:
FAT GR:	FAT GR:	FAT GR:	FAT GR:
CALORIES:	CALORIES:	CALORIES:	CALORIES:

DAILY OBSERVATIONS & NOTES: EXERCISE

TODAY'S TRACKER

WEIGHT

BP

DATE:

CUPS OF WATER: ① ② ③ ④ ⑤ ⑥ ⑦ ⑧ ⑨ ⑩

❖❖ DAILY GLUCOSE ❖❖

BRKFST	LUNCH	DINNER	SNACK/ HS
BEFORE	BEFORE	BEFORE	BEFORE
AFTER	AFTER	AFTER	AFTER
INSULIN	INSULIN	INSULIN	INSULIN
MEAL:	MEAL:	MEAL:	MEAL:
PROTEIN GR:	PROTEIN GR:	PROTEIN GR:	PROTEIN GR:
CARBS GR:	CARBS GR:	CARBS GR:	CARBS GR:
FAT GR:	FAT GR:	FAT GR:	FAT GR:
CALORIES:	CALORIES:	CALORIES:	CALORIES:

DAILY OBSERVATIONS & NOTES: **EXERCISE**

TODAY'S TRACKER

WEIGHT

BP

DATE:

CUPS OF WATER: ① ② ③ ④ ⑤ ⑥ ⑦ ⑧ ⑨ ⑩

◆◆ DAILY GLUCOSE ◆◆

BRKFST	LUNCH	DINNER	SNACK/ HS
BEFORE	BEFORE	BEFORE	BEFORE
AFTER	AFTER	AFTER	AFTER
INSULIN	INSULIN	INSULIN	INSULIN
MEAL:	MEAL:	MEAL:	MEAL:
PROTEIN GR:	PROTEIN GR:	PROTEIN GR:	PROTEIN GR:
CARBS GR:	CARBS GR:	CARBS GR:	CARBS GR:
FAT GR:	FAT GR:	FAT GR:	FAT GR:
CALORIES:	CALORIES:	CALORIES:	CALORIES:

DAILY OBSERVATIONS & NOTES: EXERCISE

TODAY'S TRACKER

WEIGHT

DATE:

BP

CUPS OF WATER: ① ② ③ ④ ⑤ ⑥ ⑦ ⑧ ⑨ ⑩

◈◈ DAILY GLUCOSE ◈◈

BRKFST	LUNCH	DINNER	SNACK/ HS
BEFORE	BEFORE	BEFORE	BEFORE
AFTER	AFTER	AFTER	AFTER
INSULIN	INSULIN	INSULIN	INSULIN
MEAL:	MEAL:	MEAL:	MEAL:
PROTEIN GR:	PROTEIN GR:	PROTEIN GR:	PROTEIN GR:
CARBS GR:	CARBS GR:	CARBS GR:	CARBS GR:
FAT GR:	FAT GR:	FAT GR:	FAT GR:
CALORIES:	CALORIES:	CALORIES:	CALORIES:

DAILY OBSERVATIONS & NOTES: EXERCISE

TODAY'S TRACKER

WEIGHT

BP

DATE:

CUPS OF WATER: ① ② ③ ④ ⑤ ⑥ ⑦ ⑧ ⑨ ⑩

❖❖ DAILY GLUCOSE ❖❖

BRKFST	LUNCH	DINNER	SNACK/ HS
BEFORE	BEFORE	BEFORE	BEFORE
AFTER	AFTER	AFTER	AFTER
INSULIN	INSULIN	INSULIN	INSULIN
MEAL:	MEAL:	MEAL:	MEAL:
PROTEIN GR:	PROTEIN GR:	PROTEIN GR:	PROTEIN GR:
CARBS GR:	CARBS GR:	CARBS GR:	CARBS GR:
FAT GR:	FAT GR:	FAT GR:	FAT GR:
CALORIES:	CALORIES:	CALORIES:	CALORIES:

DAILY OBSERVATIONS & NOTES: EXERCISE

TODAY'S TRACKER

WEIGHT

BP

DATE:

CUPS OF WATER: ① ② ③ ④ ⑤ ⑥ ⑦ ⑧ ⑨ ⑩

◈◈ DAILY GLUCOSE ◈◈

BRKFST	LUNCH	DINNER	SNACK/ HS
BEFORE	BEFORE	BEFORE	BEFORE
AFTER	AFTER	AFTER	AFTER
INSULIN	INSULIN	INSULIN	INSULIN
MEAL:	MEAL:	MEAL:	MEAL:
PROTEIN GR:	PROTEIN GR:	PROTEIN GR:	PROTEIN GR:
CARBS GR:	CARBS GR:	CARBS GR:	CARBS GR:
FAT GR:	FAT GR:	FAT GR:	FAT GR:
CALORIES:	CALORIES:	CALORIES:	CALORIES:

DAILY OBSERVATIONS & NOTES: EXERCISE

TODAY'S TRACKER

WEIGHT

BP

DATE:

CUPS OF WATER: ① ② ③ ④ ⑤ ⑥ ⑦ ⑧ ⑨ ⑩

❖❖ DAILY GLUCOSE ❖❖

<u>BRKFST</u>	<u>LUNCH</u>	<u>DINNER</u>	<u>SNACK/ HS</u>
BEFORE	BEFORE	BEFORE	BEFORE
AFTER	AFTER	AFTER	AFTER
INSULIN	INSULIN	INSULIN	INSULIN
MEAL:	MEAL:	MEAL:	MEAL:
PROTEIN GR:	PROTEIN GR:	PROTEIN GR:	PROTEIN GR:
CARBS GR:	CARBS GR:	CARBS GR:	CARBS GR:
FAT GR:	FAT GR:	FAT GR:	FAT GR:
CALORIES:	CALORIES:	CALORIES:	CALORIES:

DAILY OBSERVATIONS & NOTES: EXERCISE

TODAY'S TRACKER

WEIGHT		BP
	DATE:	

CUPS OF WATER: ① ② ③ ④ ⑤ ⑥ ⑦ ⑧ ⑨ ⑩

◇◆ DAILY GLUCOSE ◆◇

BRKFST	LUNCH	DINNER	SNACK/ HS
BEFORE	BEFORE	BEFORE	BEFORE
AFTER	AFTER	AFTER	AFTER
INSULIN	INSULIN	INSULIN	INSULIN
MEAL:	MEAL:	MEAL:	MEAL:
PROTEIN GR:	PROTEIN GR:	PROTEIN GR:	PROTEIN GR:
CARBS GR:	CARBS GR:	CARBS GR:	CARBS GR:
FAT GR:	FAT GR:	FAT GR:	FAT GR:
CALORIES:	CALORIES:	CALORIES:	CALORIES:

DAILY OBSERVATIONS & NOTES: EXERCISE

TODAY'S TRACKER

WEIGHT

BP

DATE:

CUPS OF WATER: ① ② ③ ④ ⑤ ⑥ ⑦ ⑧ ⑨ ⑩

◈◈ DAILY GLUCOSE ◈◈

__BRKFST__	__LUNCH__	__DINNER__	__SNACK/ HS__
BEFORE	BEFORE	BEFORE	BEFORE
AFTER	AFTER	AFTER	AFTER
INSULIN	INSULIN	INSULIN	INSULIN
MEAL:	MEAL:	MEAL:	MEAL:
PROTEIN GR:	PROTEIN GR:	PROTEIN GR:	PROTEIN GR:
CARBS GR:	CARBS GR:	CARBS GR:	CARBS GR:
FAT GR:	FAT GR:	FAT GR:	FAT GR:
CALORIES:	CALORIES:	CALORIES:	CALORIES:

DAILY OBSERVATIONS & NOTES: EXERCISE

TODAY'S TRACKER

WEIGHT

BP

DATE:

CUPS OF WATER: ① ② ③ ④ ⑤ ⑥ ⑦ ⑧ ⑨ ⑩

❖❖ DAILY GLUCOSE ❖❖

BRKFST	LUNCH	DINNER	SNACK/ HS
BEFORE	BEFORE	BEFORE	BEFORE
AFTER	AFTER	AFTER	AFTER
INSULIN	INSULIN	INSULIN	INSULIN
MEAL:	MEAL:	MEAL:	MEAL:
PROTEIN GR:	PROTEIN GR:	PROTEIN GR:	PROTEIN GR:
CARBS GR:	CARBS GR:	CARBS GR:	CARBS GR:
FAT GR:	FAT GR:	FAT GR:	FAT GR:
CALORIES:	CALORIES:	CALORIES:	CALORIES:

DAILY OBSERVATIONS & NOTES: EXERCISE

TODAY'S TRACKER

WEIGHT [ ]

BP [ ]

DATE:

CUPS OF WATER: ① ② ③ ④ ⑤ ⑥ ⑦ ⑧ ⑨ ⑩

◆◆ DAILY GLUCOSE ◆◆

BRKFST	LUNCH	DINNER	SNACK/ HS
BEFORE	BEFORE	BEFORE	BEFORE
[ ]	[ ]	[ ]	[ ]
AFTER	AFTER	AFTER	AFTER
[ ]	[ ]	[ ]	[ ]
INSULIN	INSULIN	INSULIN	INSULIN
[ ]	[ ]	[ ]	[ ]
MEAL:	MEAL:	MEAL:	MEAL:
[ ]	[ ]	[ ]	[ ]
PROTEIN GR:	PROTEIN GR:	PROTEIN GR:	PROTEIN GR:
[ ]	[ ]	[ ]	[ ]
CARBS GR:	CARBS GR:	CARBS GR:	CARBS GR:
[ ]	[ ]	[ ]	[ ]
FAT GR:	FAT GR:	FAT GR:	FAT GR:
[ ]	[ ]	[ ]	[ ]
CALORIES:	CALORIES:	CALORIES:	CALORIES:
[ ]	[ ]	[ ]	[ ]

DAILY OBSERVATIONS & NOTES: EXERCISE

TODAY'S TRACKER

WEIGHT

BP

DATE:

CUPS OF WATER: ① ② ③ ④ ⑤ ⑥ ⑦ ⑧ ⑨ ⑩

◈◈ DAILY GLUCOSE ◈◈

BRKFST	LUNCH	DINNER	SNACK/ HS
BEFORE	BEFORE	BEFORE	BEFORE
AFTER	AFTER	AFTER	AFTER
INSULIN	INSULIN	INSULIN	INSULIN
MEAL:	MEAL:	MEAL:	MEAL:
PROTEIN GR:	PROTEIN GR:	PROTEIN GR:	PROTEIN GR:
CARBS GR:	CARBS GR:	CARBS GR:	CARBS GR:
FAT GR:	FAT GR:	FAT GR:	FAT GR:
CALORIES:	CALORIES:	CALORIES:	CALORIES:

DAILY OBSERVATIONS & NOTES: EXERCISE

TODAY'S TRACKER

WEIGHT

BP

DATE:

CUPS OF WATER: ① ② ③ ④ ⑤ ⑥ ⑦ ⑧ ⑨ ⑩

❖❖ DAILY GLUCOSE ❖❖

<u>BRKFST</u>	<u>LUNCH</u>	<u>DINNER</u>	<u>SNACK/ HS</u>
BEFORE	BEFORE	BEFORE	BEFORE
AFTER	AFTER	AFTER	AFTER
INSULIN	INSULIN	INSULIN	INSULIN
MEAL:	MEAL:	MEAL:	MEAL:
PROTEIN GR:	PROTEIN GR:	PROTEIN GR:	PROTEIN GR:
CARBS GR:	CARBS GR:	CARBS GR:	CARBS GR:
FAT GR:	FAT GR:	FAT GR:	FAT GR:
CALORIES:	CALORIES:	CALORIES:	CALORIES:

DAILY OBSERVATIONS & NOTES: EXERCISE

TODAY'S TRACKER

WEIGHT

BP

DATE:

CUPS OF WATER: ① ② ③ ④ ⑤ ⑥ ⑦ ⑧ ⑨ ⑩

◆◆ DAILY GLUCOSE ◆◆

BRKFST	LUNCH	DINNER	SNACK/ HS
BEFORE	BEFORE	BEFORE	BEFORE
AFTER	AFTER	AFTER	AFTER
INSULIN	INSULIN	INSULIN	INSULIN
MEAL:	MEAL:	MEAL:	MEAL:
PROTEIN GR:	PROTEIN GR:	PROTEIN GR:	PROTEIN GR:
CARBS GR:	CARBS GR:	CARBS GR:	CARBS GR:
FAT GR:	FAT GR:	FAT GR:	FAT GR:
CALORIES:	CALORIES:	CALORIES:	CALORIES:

DAILY OBSERVATIONS & NOTES: EXERCISE

MONTH AT A GLANCE

MONTH:

YEAR:

APPOINTMENTS

MONTHLY GOALS

TO DO LIST

NOTES

GLUCOSE: MONTH AT A GLANCE

	BREAKFAST	LUNCH	DINNER	SNACK	BEDTIME
1					
2					
3					
4					
5					
6					
7					
8					
9					
10					
11					
12					
13					
14					
15					
16					
17					
18					
19					
20					
21					
22					
23					
24					
25					
26					
27					
28					
29					
30					
31					

TODAY'S TRACKER

WEIGHT

BP

DATE:

CUPS OF WATER: ① ② ③ ④ ⑤ ⑥ ⑦ ⑧ ⑨ ⑩

❖❖ DAILY GLUCOSE ❖❖

BRKFST	LUNCH	DINNER	SNACK/ HS
BEFORE	BEFORE	BEFORE	BEFORE
AFTER	AFTER	AFTER	AFTER
INSULIN	INSULIN	INSULIN	INSULIN
MEAL:	MEAL:	MEAL:	MEAL:
PROTEIN GR:	PROTEIN GR:	PROTEIN GR:	PROTEIN GR:
CARBS GR:	CARBS GR:	CARBS GR:	CARBS GR:
FAT GR:	FAT GR:	FAT GR:	FAT GR:
CALORIES:	CALORIES:	CALORIES:	CALORIES:

DAILY OBSERVATIONS & NOTES: **EXERCISE**

TODAY'S TRACKER

WEIGHT

BP

DATE:

CUPS OF WATER: ① ② ③ ④ ⑤ ⑥ ⑦ ⑧ ⑨ ⑩

❖❖ DAILY GLUCOSE ❖❖

BRKFST	LUNCH	DINNER	SNACK/ HS
BEFORE	BEFORE	BEFORE	BEFORE
AFTER	AFTER	AFTER	AFTER
INSULIN	INSULIN	INSULIN	INSULIN
MEAL:	MEAL:	MEAL:	MEAL:
PROTEIN GR:	PROTEIN GR:	PROTEIN GR:	PROTEIN GR:
CARBS GR:	CARBS GR:	CARBS GR:	CARBS GR:
FAT GR:	FAT GR:	FAT GR:	FAT GR:
CALORIES:	CALORIES:	CALORIES:	CALORIES:

DAILY OBSERVATIONS & NOTES: EXERCISE

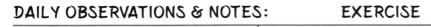

TODAY'S TRACKER

WEIGHT

BP

DATE:

CUPS OF WATER: ① ② ③ ④ ⑤ ⑥ ⑦ ⑧ ⑨ ⑩

◆◆ DAILY GLUCOSE ◆◆

BRKFST	LUNCH	DINNER	SNACK/ HS
BEFORE	BEFORE	BEFORE	BEFORE
AFTER	AFTER	AFTER	AFTER
INSULIN	INSULIN	INSULIN	INSULIN
MEAL:	MEAL:	MEAL:	MEAL:
PROTEIN GR:	PROTEIN GR:	PROTEIN GR:	PROTEIN GR:
CARBS GR:	CARBS GR:	CARBS GR:	CARBS GR:
FAT GR:	FAT GR:	FAT GR:	FAT GR:
CALORIES:	CALORIES:	CALORIES:	CALORIES:

DAILY OBSERVATIONS & NOTES: EXERCISE

TODAY'S TRACKER

WEIGHT

BP

DATE:

CUPS OF WATER: ① ② ③ ④ ⑤ ⑥ ⑦ ⑧ ⑨ ⑩

❖❖ DAILY GLUCOSE ❖❖

BRKFST	LUNCH	DINNER	SNACK/ HS
BEFORE	BEFORE	BEFORE	BEFORE
AFTER	AFTER	AFTER	AFTER
INSULIN	INSULIN	INSULIN	INSULIN
MEAL:	MEAL:	MEAL:	MEAL:
PROTEIN GR:	PROTEIN GR:	PROTEIN GR:	PROTEIN GR:
CARBS GR:	CARBS GR:	CARBS GR:	CARBS GR:
FAT GR:	FAT GR:	FAT GR:	FAT GR:
CALORIES:	CALORIES:	CALORIES:	CALORIES:

DAILY OBSERVATIONS & NOTES: EXERCISE

TODAY'S TRACKER

WEIGHT

BP

DATE:

CUPS OF WATER: ① ② ③ ④ ⑤ ⑥ ⑦ ⑧ ⑨ ⑩

❖❖ DAILY GLUCOSE ❖❖

BRKFST	LUNCH	DINNER	SNACK/ HS
BEFORE	BEFORE	BEFORE	BEFORE
AFTER	AFTER	AFTER	AFTER
INSULIN	INSULIN	INSULIN	INSULIN
MEAL:	MEAL:	MEAL:	MEAL:
PROTEIN GR:	PROTEIN GR:	PROTEIN GR:	PROTEIN GR:
CARBS GR:	CARBS GR:	CARBS GR:	CARBS GR:
FAT GR:	FAT GR:	FAT GR:	FAT GR:
CALORIES:	CALORIES:	CALORIES:	CALORIES:

DAILY OBSERVATIONS & NOTES: EXERCISE

TODAY'S TRACKER

WEIGHT

BP

DATE:

CUPS OF WATER: ① ② ③ ④ ⑤ ⑥ ⑦ ⑧ ⑨ ⑩

◈◈ DAILY GLUCOSE ◈◈

BRKFST	LUNCH	DINNER	SNACK/ HS
BEFORE	BEFORE	BEFORE	BEFORE
AFTER	AFTER	AFTER	AFTER
INSULIN	INSULIN	INSULIN	INSULIN
MEAL:	MEAL:	MEAL:	MEAL:
PROTEIN GR:	PROTEIN GR:	PROTEIN GR:	PROTEIN GR:
CARBS GR:	CARBS GR:	CARBS GR:	CARBS GR:
FAT GR:	FAT GR:	FAT GR:	FAT GR:
CALORIES:	CALORIES:	CALORIES:	CALORIES:

DAILY OBSERVATIONS & NOTES: EXERCISE

TODAY'S TRACKER

WEIGHT

BP

DATE:

CUPS OF WATER: ① ② ③ ④ ⑤ ⑥ ⑦ ⑧ ⑨ ⑩

◆◆ DAILY GLUCOSE ◆◆

BRKFST	LUNCH	DINNER	SNACK/ HS
BEFORE	BEFORE	BEFORE	BEFORE
AFTER	AFTER	AFTER	AFTER
INSULIN	INSULIN	INSULIN	INSULIN
MEAL:	MEAL:	MEAL:	MEAL:
PROTEIN GR:	PROTEIN GR:	PROTEIN GR:	PROTEIN GR:
CARBS GR:	CARBS GR:	CARBS GR:	CARBS GR:
FAT GR:	FAT GR:	FAT GR:	FAT GR:
CALORIES:	CALORIES:	CALORIES:	CALORIES:

DAILY OBSERVATIONS & NOTES: **EXERCISE**

TODAY'S TRACKER

WEIGHT

BP

DATE:

CUPS OF WATER: ① ② ③ ④ ⑤ ⑥ ⑦ ⑧ ⑨ ⑩

❖❖ DAILY GLUCOSE ❖❖

<u>BRKFST</u>	<u>LUNCH</u>	<u>DINNER</u>	<u>SNACK/ HS</u>
BEFORE	BEFORE	BEFORE	BEFORE
AFTER	AFTER	AFTER	AFTER
INSULIN	INSULIN	INSULIN	INSULIN
MEAL:	MEAL:	MEAL:	MEAL:
PROTEIN GR:	PROTEIN GR:	PROTEIN GR:	PROTEIN GR:
CARBS GR:	CARBS GR:	CARBS GR:	CARBS GR:
FAT GR:	FAT GR:	FAT GR:	FAT GR:
CALORIES:	CALORIES:	CALORIES:	CALORIES:

DAILY OBSERVATIONS & NOTES: **EXERCISE**

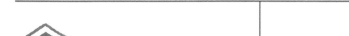

TODAY'S TRACKER

WEIGHT

BP

DATE:

CUPS OF WATER: ① ② ③ ④ ⑤ ⑥ ⑦ ⑧ ⑨ ⑩

❖❖ DAILY GLUCOSE ❖❖

BRKFST	LUNCH	DINNER	SNACK/ HS
BEFORE	BEFORE	BEFORE	BEFORE
AFTER	AFTER	AFTER	AFTER
INSULIN	INSULIN	INSULIN	INSULIN
MEAL:	MEAL:	MEAL:	MEAL:
PROTEIN GR:	PROTEIN GR:	PROTEIN GR:	PROTEIN GR:
CARBS GR:	CARBS GR:	CARBS GR:	CARBS GR:
FAT GR:	FAT GR:	FAT GR:	FAT GR:
CALORIES:	CALORIES:	CALORIES:	CALORIES:

DAILY OBSERVATIONS & NOTES: EXERCISE

TODAY'S TRACKER

WEIGHT

BP

DATE:

CUPS OF WATER: ① ② ③ ④ ⑤ ⑥ ⑦ ⑧ ⑨ ⑩

❖❖ DAILY GLUCOSE ❖❖

BRKFST	LUNCH	DINNER	SNACK/ HS
BEFORE	BEFORE	BEFORE	BEFORE
AFTER	AFTER	AFTER	AFTER
INSULIN	INSULIN	INSULIN	INSULIN
MEAL:	MEAL:	MEAL:	MEAL:
PROTEIN GR:	PROTEIN GR:	PROTEIN GR:	PROTEIN GR:
CARBS GR:	CARBS GR:	CARBS GR:	CARBS GR:
FAT GR:	FAT GR:	FAT GR:	FAT GR:
CALORIES:	CALORIES:	CALORIES:	CALORIES:

DAILY OBSERVATIONS & NOTES: EXERCISE

TODAY'S TRACKER

WEIGHT

BP

DATE:

CUPS OF WATER: ① ② ③ ④ ⑤ ⑥ ⑦ ⑧ ⑨ ⑩

❖❖ DAILY GLUCOSE ❖❖

BRKFST	LUNCH	DINNER	SNACK/ HS
BEFORE	BEFORE	BEFORE	BEFORE
AFTER	AFTER	AFTER	AFTER
INSULIN	INSULIN	INSULIN	INSULIN
MEAL:	MEAL:	MEAL:	MEAL:
PROTEIN GR:	PROTEIN GR:	PROTEIN GR:	PROTEIN GR:
CARBS GR:	CARBS GR:	CARBS GR:	CARBS GR:
FAT GR:	FAT GR:	FAT GR:	FAT GR:
CALORIES:	CALORIES:	CALORIES:	CALORIES:

DAILY OBSERVATIONS & NOTES: EXERCISE

TODAY'S TRACKER

WEIGHT

BP

DATE:

CUPS OF WATER: ① ② ③ ④ ⑤ ⑥ ⑦ ⑧ ⑨ ⑩

❖❖ DAILY GLUCOSE ❖❖

BRKFST	LUNCH	DINNER	SNACK/ HS
BEFORE	BEFORE	BEFORE	BEFORE
AFTER	AFTER	AFTER	AFTER
INSULIN	INSULIN	INSULIN	INSULIN
MEAL:	MEAL:	MEAL:	MEAL:
PROTEIN GR:	PROTEIN GR:	PROTEIN GR:	PROTEIN GR:
CARBS GR:	CARBS GR:	CARBS GR:	CARBS GR:
FAT GR:	FAT GR:	FAT GR:	FAT GR:
CALORIES:	CALORIES:	CALORIES:	CALORIES:

DAILY OBSERVATIONS & NOTES: EXERCISE

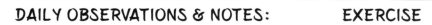

TODAY'S TRACKER

WEIGHT		BP

DATE:

CUPS OF WATER: ① ② ③ ④ ⑤ ⑥ ⑦ ⑧ ⑨ ⑩

❖❖ DAILY GLUCOSE ❖❖

BRKFST	LUNCH	DINNER	SNACK/ HS
BEFORE	BEFORE	BEFORE	BEFORE
AFTER	AFTER	AFTER	AFTER
INSULIN	INSULIN	INSULIN	INSULIN
MEAL:	MEAL:	MEAL:	MEAL:
PROTEIN GR:	PROTEIN GR:	PROTEIN GR:	PROTEIN GR:
CARBS GR:	CARBS GR:	CARBS GR:	CARBS GR:
FAT GR:	FAT GR:	FAT GR:	FAT GR:
CALORIES:	CALORIES:	CALORIES:	CALORIES:

DAILY OBSERVATIONS & NOTES: **EXERCISE**

TODAY'S TRACKER

WEIGHT

BP

DATE:

CUPS OF WATER: ① ② ③ ④ ⑤ ⑥ ⑦ ⑧ ⑨ ⑩

❖❖ DAILY GLUCOSE ❖❖

BRKFST	LUNCH	DINNER	SNACK/ HS
BEFORE	BEFORE	BEFORE	BEFORE
AFTER	AFTER	AFTER	AFTER
INSULIN	INSULIN	INSULIN	INSULIN
MEAL:	MEAL:	MEAL:	MEAL:
PROTEIN GR:	PROTEIN GR:	PROTEIN GR:	PROTEIN GR:
CARBS GR:	CARBS GR:	CARBS GR:	CARBS GR:
FAT GR:	FAT GR:	FAT GR:	FAT GR:
CALORIES:	CALORIES:	CALORIES:	CALORIES:

DAILY OBSERVATIONS & NOTES: EXERCISE

TODAY'S TRACKER

WEIGHT

BP

DATE:

CUPS OF WATER: ① ② ③ ④ ⑤ ⑥ ⑦ ⑧ ⑨ ⑩

◆◇ DAILY GLUCOSE ◆◇

BRKFST	LUNCH	DINNER	SNACK/ HS
BEFORE	BEFORE	BEFORE	BEFORE
AFTER	AFTER	AFTER	AFTER
INSULIN	INSULIN	INSULIN	INSULIN
MEAL:	MEAL:	MEAL:	MEAL:
PROTEIN GR:	PROTEIN GR:	PROTEIN GR:	PROTEIN GR:
CARBS GR:	CARBS GR:	CARBS GR:	CARBS GR:
FAT GR:	FAT GR:	FAT GR:	FAT GR:
CALORIES:	CALORIES:	CALORIES:	CALORIES:

DAILY OBSERVATIONS & NOTES: EXERCISE

TODAY'S TRACKER

WEIGHT

BP

DATE:

CUPS OF WATER: ① ② ③ ④ ⑤ ⑥ ⑦ ⑧ ⑨ ⑩

◆◆ DAILY GLUCOSE ◆◆

BRKFST	LUNCH	DINNER	SNACK/ HS
BEFORE	BEFORE	BEFORE	BEFORE
AFTER	AFTER	AFTER	AFTER
INSULIN	INSULIN	INSULIN	INSULIN
MEAL:	MEAL:	MEAL:	MEAL:
PROTEIN GR:	PROTEIN GR:	PROTEIN GR:	PROTEIN GR:
CARBS GR:	CARBS GR:	CARBS GR:	CARBS GR:
FAT GR:	FAT GR:	FAT GR:	FAT GR:
CALORIES:	CALORIES:	CALORIES:	CALORIES:

DAILY OBSERVATIONS & NOTES: EXERCISE

TODAY'S TRACKER

WEIGHT

DATE:

BP

CUPS OF WATER: ① ② ③ ④ ⑤ ⑥ ⑦ ⑧ ⑨ ⑩

◈◈ DAILY GLUCOSE ◈◈

__BRKFST__	__LUNCH__	__DINNER__	__SNACK/ HS__
BEFORE	BEFORE	BEFORE	BEFORE
AFTER	AFTER	AFTER	AFTER
INSULIN	INSULIN	INSULIN	INSULIN
MEAL:	MEAL:	MEAL:	MEAL:
PROTEIN GR:	PROTEIN GR:	PROTEIN GR:	PROTEIN GR:
CARBS GR:	CARBS GR:	CARBS GR:	CARBS GR:
FAT GR:	FAT GR:	FAT GR:	FAT GR:
CALORIES:	CALORIES:	CALORIES:	CALORIES:

DAILY OBSERVATIONS & NOTES: EXERCISE

TODAY'S TRACKER

WEIGHT

BP

DATE:

CUPS OF WATER: ① ② ③ ④ ⑤ ⑥ ⑦ ⑧ ⑨ ⑩

◈◈ DAILY GLUCOSE ◈◈

BRKFST	LUNCH	DINNER	SNACK/ HS
BEFORE	BEFORE	BEFORE	BEFORE
AFTER	AFTER	AFTER	AFTER
INSULIN	INSULIN	INSULIN	INSULIN
MEAL:	MEAL:	MEAL:	MEAL:
PROTEIN GR:	PROTEIN GR:	PROTEIN GR:	PROTEIN GR:
CARBS GR:	CARBS GR:	CARBS GR:	CARBS GR:
FAT GR:	FAT GR:	FAT GR:	FAT GR:
CALORIES:	CALORIES:	CALORIES:	CALORIES:

DAILY OBSERVATIONS & NOTES: **EXERCISE**

TODAY'S TRACKER

WEIGHT

BP

DATE:

CUPS OF WATER: ① ② ③ ④ ⑤ ⑥ ⑦ ⑧ ⑨ ⑩

◈◈ DAILY GLUCOSE ◈◈

BRKFST	LUNCH	DINNER	SNACK/ HS
BEFORE	BEFORE	BEFORE	BEFORE
AFTER	AFTER	AFTER	AFTER
INSULIN	INSULIN	INSULIN	INSULIN
MEAL:	MEAL:	MEAL:	MEAL:
PROTEIN GR:	PROTEIN GR:	PROTEIN GR:	PROTEIN GR:
CARBS GR:	CARBS GR:	CARBS GR:	CARBS GR:
FAT GR:	FAT GR:	FAT GR:	FAT GR:
CALORIES:	CALORIES:	CALORIES:	CALORIES:

DAILY OBSERVATIONS & NOTES: EXERCISE

TODAY'S TRACKER

WEIGHT

BP

DATE:

CUPS OF WATER: ① ② ③ ④ ⑤ ⑥ ⑦ ⑧ ⑨ ⑩

❖❖ DAILY GLUCOSE ❖❖

BRKFST	LUNCH	DINNER	SNACK/ HS
BEFORE	BEFORE	BEFORE	BEFORE
AFTER	AFTER	AFTER	AFTER
INSULIN	INSULIN	INSULIN	INSULIN
MEAL:	MEAL:	MEAL:	MEAL:
PROTEIN GR:	PROTEIN GR:	PROTEIN GR:	PROTEIN GR:
CARBS GR:	CARBS GR:	CARBS GR:	CARBS GR:
FAT GR:	FAT GR:	FAT GR:	FAT GR:
CALORIES:	CALORIES:	CALORIES:	CALORIES:

DAILY OBSERVATIONS & NOTES: EXERCISE

TODAY'S TRACKER

WEIGHT

BP

DATE:

CUPS OF WATER: ① ② ③ ④ ⑤ ⑥ ⑦ ⑧ ⑨ ⑩

◆◆ DAILY GLUCOSE ◆◆

BRKFST	LUNCH	DINNER	SNACK/ HS
BEFORE	BEFORE	BEFORE	BEFORE
AFTER	AFTER	AFTER	AFTER
INSULIN	INSULIN	INSULIN	INSULIN
MEAL:	MEAL:	MEAL:	MEAL:
PROTEIN GR:	PROTEIN GR:	PROTEIN GR:	PROTEIN GR:
CARBS GR:	CARBS GR:	CARBS GR:	CARBS GR:
FAT GR:	FAT GR:	FAT GR:	FAT GR:
CALORIES:	CALORIES:	CALORIES:	CALORIES:

DAILY OBSERVATIONS & NOTES: EXERCISE

TODAY'S TRACKER

WEIGHT

BP

DATE:

CUPS OF WATER: ① ② ③ ④ ⑤ ⑥ ⑦ ⑧ ⑨ ⑩

◈◈ DAILY GLUCOSE ◈◈

BRKFST	LUNCH	DINNER	SNACK/ HS
BEFORE	BEFORE	BEFORE	BEFORE
AFTER	AFTER	AFTER	AFTER
INSULIN	INSULIN	INSULIN	INSULIN
MEAL:	MEAL:	MEAL:	MEAL:
PROTEIN GR:	PROTEIN GR:	PROTEIN GR:	PROTEIN GR:
CARBS GR:	CARBS GR:	CARBS GR:	CARBS GR:
FAT GR:	FAT GR:	FAT GR:	FAT GR:
CALORIES:	CALORIES:	CALORIES:	CALORIES:

DAILY OBSERVATIONS & NOTES: EXERCISE

TODAY'S TRACKER

WEIGHT

BP

DATE:

CUPS OF WATER: ① ② ③ ④ ⑤ ⑥ ⑦ ⑧ ⑨ ⑩

❖❖ DAILY GLUCOSE ❖❖

BRKFST	LUNCH	DINNER	SNACK/ HS
BEFORE	BEFORE	BEFORE	BEFORE
AFTER	AFTER	AFTER	AFTER
INSULIN	INSULIN	INSULIN	INSULIN
MEAL:	MEAL:	MEAL:	MEAL:
PROTEIN GR:	PROTEIN GR:	PROTEIN GR:	PROTEIN GR:
CARBS GR:	CARBS GR:	CARBS GR:	CARBS GR:
FAT GR:	FAT GR:	FAT GR:	FAT GR:
CALORIES:	CALORIES:	CALORIES:	CALORIES:

DAILY OBSERVATIONS & NOTES: EXERCISE

TODAY'S TRACKER

WEIGHT
[ ]

DATE:

BP
[ ]

CUPS OF WATER: ① ② ③ ④ ⑤ ⑥ ⑦ ⑧ ⑨ ⑩

◆◆ DAILY GLUCOSE ◆◆

BRKFST	LUNCH	DINNER	SNACK/ HS
BEFORE	BEFORE	BEFORE	BEFORE
[ ]	[ ]	[ ]	[ ]
AFTER	AFTER	AFTER	AFTER
[ ]	[ ]	[ ]	[ ]
INSULIN	INSULIN	INSULIN	INSULIN
[ ]	[ ]	[ ]	[ ]
MEAL:	MEAL:	MEAL:	MEAL:
[ ]	[ ]	[ ]	[ ]
PROTEIN GR:	PROTEIN GR:	PROTEIN GR:	PROTEIN GR:
[ ]	[ ]	[ ]	[ ]
CARBS GR:	CARBS GR:	CARBS GR:	CARBS GR:
[ ]	[ ]	[ ]	[ ]
FAT GR:	FAT GR:	FAT GR:	FAT GR:
[ ]	[ ]	[ ]	[ ]
CALORIES:	CALORIES:	CALORIES:	CALORIES:
[ ]	[ ]	[ ]	[ ]

DAILY OBSERVATIONS & NOTES: EXERCISE

TODAY'S TRACKER

WEIGHT

BP

DATE:

CUPS OF WATER: ① ② ③ ④ ⑤ ⑥ ⑦ ⑧ ⑨ ⑩

◆◇ DAILY GLUCOSE ◇◆

BRKFST	LUNCH	DINNER	SNACK/ HS
BEFORE	BEFORE	BEFORE	BEFORE
AFTER	AFTER	AFTER	AFTER
INSULIN	INSULIN	INSULIN	INSULIN
MEAL:	MEAL:	MEAL:	MEAL:
PROTEIN GR:	PROTEIN GR:	PROTEIN GR:	PROTEIN GR:
CARBS GR:	CARBS GR:	CARBS GR:	CARBS GR:
FAT GR:	FAT GR:	FAT GR:	FAT GR:
CALORIES:	CALORIES:	CALORIES:	CALORIES:

DAILY OBSERVATIONS & NOTES: EXERCISE

TODAY'S TRACKER

WEIGHT
_____

DATE: _____

BP
_____

CUPS OF WATER: ① ② ③ ④ ⑤ ⑥ ⑦ ⑧ ⑨ ⑩

❖❖ DAILY GLUCOSE ❖❖

__BRKFST__	__LUNCH__	__DINNER__	__SNACK/ HS__
BEFORE	BEFORE	BEFORE	BEFORE
AFTER	AFTER	AFTER	AFTER
INSULIN	INSULIN	INSULIN	INSULIN
MEAL:	MEAL:	MEAL:	MEAL:
PROTEIN GR:	PROTEIN GR:	PROTEIN GR:	PROTEIN GR:
CARBS GR:	CARBS GR:	CARBS GR:	CARBS GR:
FAT GR:	FAT GR:	FAT GR:	FAT GR:
CALORIES:	CALORIES:	CALORIES:	CALORIES:

DAILY OBSERVATIONS & NOTES: EXERCISE

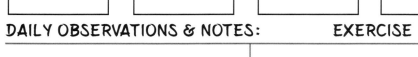

TODAY'S TRACKER

WEIGHT

BP

DATE:

CUPS OF WATER: ① ② ③ ④ ⑤ ⑥ ⑦ ⑧ ⑨ ⑩

◈◈ DAILY GLUCOSE ◈◈

<u>BRKFST</u>	<u>LUNCH</u>	<u>DINNER</u>	<u>SNACK/ HS</u>
BEFORE	BEFORE	BEFORE	BEFORE
AFTER	AFTER	AFTER	AFTER
INSULIN	INSULIN	INSULIN	INSULIN
MEAL:	MEAL:	MEAL:	MEAL:
PROTEIN GR:	PROTEIN GR:	PROTEIN GR:	PROTEIN GR:
CARBS GR:	CARBS GR:	CARBS GR:	CARBS GR:
FAT GR:	FAT GR:	FAT GR:	FAT GR:
CALORIES:	CALORIES:	CALORIES:	CALORIES:

DAILY OBSERVATIONS & NOTES: EXERCISE

TODAY'S TRACKER

WEIGHT

BP

DATE:

CUPS OF WATER: ① ② ③ ④ ⑤ ⑥ ⑦ ⑧ ⑨ ⑩

◈◈ DAILY GLUCOSE ◈◈

BRKFST	LUNCH	DINNER	SNACK/ HS
BEFORE	BEFORE	BEFORE	BEFORE
AFTER	AFTER	AFTER	AFTER
INSULIN	INSULIN	INSULIN	INSULIN
MEAL:	MEAL:	MEAL:	MEAL:
PROTEIN GR:	PROTEIN GR:	PROTEIN GR:	PROTEIN GR:
CARBS GR:	CARBS GR:	CARBS GR:	CARBS GR:
FAT GR:	FAT GR:	FAT GR:	FAT GR:
CALORIES:	CALORIES:	CALORIES:	CALORIES:

DAILY OBSERVATIONS & NOTES: EXERCISE

TODAY'S TRACKER

WEIGHT

BP

DATE:

CUPS OF WATER: ① ② ③ ④ ⑤ ⑥ ⑦ ⑧ ⑨ ⑩

◇◆ DAILY GLUCOSE ◆◇

__BRKFST__	__LUNCH__	__DINNER__	__SNACK/ HS__
BEFORE	BEFORE	BEFORE	BEFORE
AFTER	AFTER	AFTER	AFTER
INSULIN	INSULIN	INSULIN	INSULIN
MEAL:	MEAL:	MEAL:	MEAL:
PROTEIN GR:	PROTEIN GR:	PROTEIN GR:	PROTEIN GR:
CARBS GR:	CARBS GR:	CARBS GR:	CARBS GR:
FAT GR:	FAT GR:	FAT GR:	FAT GR:
CALORIES:	CALORIES:	CALORIES:	CALORIES:

DAILY OBSERVATIONS & NOTES: EXERCISE

TODAY'S TRACKER

WEIGHT		BP

DATE:

CUPS OF WATER: ① ② ③ ④ ⑤ ⑥ ⑦ ⑧ ⑨ ⑩

◇◇ DAILY GLUCOSE ◇◇

__BRKFST__	__LUNCH__	__DINNER__	__SNACK/ HS__
BEFORE	BEFORE	BEFORE	BEFORE
AFTER	AFTER	AFTER	AFTER
INSULIN	INSULIN	INSULIN	INSULIN
MEAL:	MEAL:	MEAL:	MEAL:
PROTEIN GR:	PROTEIN GR:	PROTEIN GR:	PROTEIN GR:
CARBS GR:	CARBS GR:	CARBS GR:	CARBS GR:
FAT GR:	FAT GR:	FAT GR:	FAT GR:
CALORIES:	CALORIES:	CALORIES:	CALORIES:

DAILY OBSERVATIONS & NOTES: EXERCISE

MONTH AT A GLANCE

MONTH:

YEAR:

APPOINTMENTS

MONTHLY GOALS

TO DO LIST

NOTES

GLUCOSE: MONTH AT A GLANCE

	BREAKFAST	LUNCH	DINNER	SNACK	BEDTIME
1					
2					
3					
4					
5					
6					
7					
8					
9					
10					
11					
12					
13					
14					
15					
16					
17					
18					
19					
20					
21					
22					
23					
24					
25					
26					
27					
28					
29					
30					
31					

TODAY'S TRACKER

WEIGHT

BP

DATE:

CUPS OF WATER: ① ② ③ ④ ⑤ ⑥ ⑦ ⑧ ⑨ ⑩

❖❖ DAILY GLUCOSE ❖❖

BRKFST	LUNCH	DINNER	SNACK/ HS
BEFORE	BEFORE	BEFORE	BEFORE
AFTER	AFTER	AFTER	AFTER
INSULIN	INSULIN	INSULIN	INSULIN
MEAL:	MEAL:	MEAL:	MEAL:
PROTEIN GR:	PROTEIN GR:	PROTEIN GR:	PROTEIN GR:
CARBS GR:	CARBS GR:	CARBS GR:	CARBS GR:
FAT GR:	FAT GR:	FAT GR:	FAT GR:
CALORIES:	CALORIES:	CALORIES:	CALORIES:

DAILY OBSERVATIONS & NOTES: EXERCISE

TODAY'S TRACKER

WEIGHT

BP

DATE:

CUPS OF WATER: ① ② ③ ④ ⑤ ⑥ ⑦ ⑧ ⑨ ⑩

❖❖ DAILY GLUCOSE ❖❖

BRKFST	LUNCH	DINNER	SNACK/ HS
BEFORE	BEFORE	BEFORE	BEFORE
AFTER	AFTER	AFTER	AFTER
INSULIN	INSULIN	INSULIN	INSULIN
MEAL:	MEAL:	MEAL:	MEAL:
PROTEIN GR:	PROTEIN GR:	PROTEIN GR:	PROTEIN GR:
CARBS GR:	CARBS GR:	CARBS GR:	CARBS GR:
FAT GR:	FAT GR:	FAT GR:	FAT GR:
CALORIES:	CALORIES:	CALORIES:	CALORIES:

DAILY OBSERVATIONS & NOTES: EXERCISE

TODAY'S TRACKER

WEIGHT

BP

DATE:

CUPS OF WATER: ① ② ③ ④ ⑤ ⑥ ⑦ ⑧ ⑨ ⑩

❖❖ DAILY GLUCOSE ❖❖

<u>BRKFST</u>	<u>LUNCH</u>	<u>DINNER</u>	<u>SNACK/ HS</u>
BEFORE	BEFORE	BEFORE	BEFORE
AFTER	AFTER	AFTER	AFTER
INSULIN	INSULIN	INSULIN	INSULIN
MEAL:	MEAL:	MEAL:	MEAL:
PROTEIN GR:	PROTEIN GR:	PROTEIN GR:	PROTEIN GR:
CARBS GR:	CARBS GR:	CARBS GR:	CARBS GR:
FAT GR:	FAT GR:	FAT GR:	FAT GR:
CALORIES:	CALORIES:	CALORIES:	CALORIES:

DAILY OBSERVATIONS & NOTES: **EXERCISE**

TODAY'S TRACKER

WEIGHT		BP
	DATE:	

CUPS OF WATER: ① ② ③ ④ ⑤ ⑥ ⑦ ⑧ ⑨ ⑩

❖❖ DAILY GLUCOSE ❖❖

BRKFST	LUNCH	DINNER	SNACK/ HS
BEFORE	BEFORE	BEFORE	BEFORE
AFTER	AFTER	AFTER	AFTER
INSULIN	INSULIN	INSULIN	INSULIN
MEAL:	MEAL:	MEAL:	MEAL:
PROTEIN GR:	PROTEIN GR:	PROTEIN GR:	PROTEIN GR:
CARBS GR:	CARBS GR:	CARBS GR:	CARBS GR:
FAT GR:	FAT GR:	FAT GR:	FAT GR:
CALORIES:	CALORIES:	CALORIES:	CALORIES:

DAILY OBSERVATIONS & NOTES: EXERCISE

TODAY'S TRACKER

WEIGHT

BP

DATE:

CUPS OF WATER: ① ② ③ ④ ⑤ ⑥ ⑦ ⑧ ⑨ ⑩

◆◆ DAILY GLUCOSE ◆◆

<u>BRKFST</u>	<u>LUNCH</u>	<u>DINNER</u>	<u>SNACK/ HS</u>
BEFORE	BEFORE	BEFORE	BEFORE
AFTER	AFTER	AFTER	AFTER
INSULIN	INSULIN	INSULIN	INSULIN
MEAL:	MEAL:	MEAL:	MEAL:
PROTEIN GR:	PROTEIN GR:	PROTEIN GR:	PROTEIN GR:
CARBS GR:	CARBS GR:	CARBS GR:	CARBS GR:
FAT GR:	FAT GR:	FAT GR:	FAT GR:
CALORIES:	CALORIES:	CALORIES:	CALORIES:

DAILY OBSERVATIONS & NOTES: EXERCISE

TODAY'S TRACKER

WEIGHT

BP

DATE:

CUPS OF WATER: ① ② ③ ④ ⑤ ⑥ ⑦ ⑧ ⑨ ⑩

❖❖ DAILY GLUCOSE ❖❖

<u>BRKFST</u>	<u>LUNCH</u>	<u>DINNER</u>	<u>SNACK/ HS</u>
BEFORE	BEFORE	BEFORE	BEFORE
AFTER	AFTER	AFTER	AFTER
INSULIN	INSULIN	INSULIN	INSULIN
MEAL:	MEAL:	MEAL:	MEAL:
PROTEIN GR:	PROTEIN GR:	PROTEIN GR:	PROTEIN GR:
CARBS GR:	CARBS GR:	CARBS GR:	CARBS GR:
FAT GR:	FAT GR:	FAT GR:	FAT GR:
CALORIES:	CALORIES:	CALORIES:	CALORIES:

DAILY OBSERVATIONS & NOTES: EXERCISE

TODAY'S TRACKER

WEIGHT

BP

DATE:

CUPS OF WATER: ① ② ③ ④ ⑤ ⑥ ⑦ ⑧ ⑨ ⑩

❖❖ DAILY GLUCOSE ❖❖

BRKFST	LUNCH	DINNER	SNACK/ HS
BEFORE	BEFORE	BEFORE	BEFORE
AFTER	AFTER	AFTER	AFTER
INSULIN	INSULIN	INSULIN	INSULIN
MEAL:	MEAL:	MEAL:	MEAL:
PROTEIN GR:	PROTEIN GR:	PROTEIN GR:	PROTEIN GR:
CARBS GR:	CARBS GR:	CARBS GR:	CARBS GR:
FAT GR:	FAT GR:	FAT GR:	FAT GR:
CALORIES:	CALORIES:	CALORIES:	CALORIES:

DAILY OBSERVATIONS & NOTES: EXERCISE

TODAY'S TRACKER

WEIGHT
_____

DATE: _____

BP
_____

CUPS OF WATER: ① ② ③ ④ ⑤ ⑥ ⑦ ⑧ ⑨ ⑩

◆◆ DAILY GLUCOSE ◆◆

BRKFST	LUNCH	DINNER	SNACK/ HS
BEFORE	BEFORE	BEFORE	BEFORE
AFTER	AFTER	AFTER	AFTER
INSULIN	INSULIN	INSULIN	INSULIN
MEAL:	MEAL:	MEAL:	MEAL:
PROTEIN GR:	PROTEIN GR:	PROTEIN GR:	PROTEIN GR:
CARBS GR:	CARBS GR:	CARBS GR:	CARBS GR:
FAT GR:	FAT GR:	FAT GR:	FAT GR:
CALORIES:	CALORIES:	CALORIES:	CALORIES:

DAILY OBSERVATIONS & NOTES: EXERCISE

TODAY'S TRACKER

WEIGHT

BP

DATE:

CUPS OF WATER: ① ② ③ ④ ⑤ ⑥ ⑦ ⑧ ⑨ ⑩

◆◆ DAILY GLUCOSE ◆◆

BRKFST	LUNCH	DINNER	SNACK/ HS
BEFORE	BEFORE	BEFORE	BEFORE
AFTER	AFTER	AFTER	AFTER
INSULIN	INSULIN	INSULIN	INSULIN
MEAL:	MEAL:	MEAL:	MEAL:
PROTEIN GR:	PROTEIN GR:	PROTEIN GR:	PROTEIN GR:
CARBS GR:	CARBS GR:	CARBS GR:	CARBS GR:
FAT GR:	FAT GR:	FAT GR:	FAT GR:
CALORIES:	CALORIES:	CALORIES:	CALORIES:

DAILY OBSERVATIONS & NOTES: EXERCISE

TODAY'S TRACKER

WEIGHT

BP

DATE:

CUPS OF WATER: ① ② ③ ④ ⑤ ⑥ ⑦ ⑧ ⑨ ⑩

❖❖ DAILY GLUCOSE ❖❖

BRKFST	LUNCH	DINNER	SNACK/ HS
BEFORE	BEFORE	BEFORE	BEFORE
AFTER	AFTER	AFTER	AFTER
INSULIN	INSULIN	INSULIN	INSULIN
MEAL:	MEAL:	MEAL:	MEAL:
PROTEIN GR:	PROTEIN GR:	PROTEIN GR:	PROTEIN GR:
CARBS GR:	CARBS GR:	CARBS GR:	CARBS GR:
FAT GR:	FAT GR:	FAT GR:	FAT GR:
CALORIES:	CALORIES:	CALORIES:	CALORIES:

DAILY OBSERVATIONS & NOTES: EXERCISE

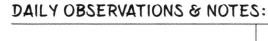

TODAY'S TRACKER

WEIGHT

BP

DATE:

CUPS OF WATER: ① ② ③ ④ ⑤ ⑥ ⑦ ⑧ ⑨ ⑩

◆◇ DAILY GLUCOSE ◇◆

BRKFST	LUNCH	DINNER	SNACK/ HS
BEFORE	BEFORE	BEFORE	BEFORE
AFTER	AFTER	AFTER	AFTER
INSULIN	INSULIN	INSULIN	INSULIN
MEAL:	MEAL:	MEAL:	MEAL:
PROTEIN GR:	PROTEIN GR:	PROTEIN GR:	PROTEIN GR:
CARBS GR:	CARBS GR:	CARBS GR:	CARBS GR:
FAT GR:	FAT GR:	FAT GR:	FAT GR:
CALORIES:	CALORIES:	CALORIES:	CALORIES:

DAILY OBSERVATIONS & NOTES: EXERCISE

TODAY'S TRACKER

WEIGHT _____

BP _____

DATE: _____

CUPS OF WATER: ① ② ③ ④ ⑤ ⑥ ⑦ ⑧ ⑨ ⑩

❖❖ DAILY GLUCOSE ❖❖

<u>BRKFST</u>	<u>LUNCH</u>	<u>DINNER</u>	<u>SNACK/ HS</u>
BEFORE	BEFORE	BEFORE	BEFORE
AFTER	AFTER	AFTER	AFTER
INSULIN	INSULIN	INSULIN	INSULIN
MEAL:	MEAL:	MEAL:	MEAL:
PROTEIN GR:	PROTEIN GR:	PROTEIN GR:	PROTEIN GR:
CARBS GR:	CARBS GR:	CARBS GR:	CARBS GR:
FAT GR:	FAT GR:	FAT GR:	FAT GR:
CALORIES:	CALORIES:	CALORIES:	CALORIES:

DAILY OBSERVATIONS & NOTES: EXERCISE

TODAY'S TRACKER

WEIGHT

BP

DATE:

CUPS OF WATER: ① ② ③ ④ ⑤ ⑥ ⑦ ⑧ ⑨ ⑩

◆◇ DAILY GLUCOSE ◇◆

BRKFST	LUNCH	DINNER	SNACK/ HS
BEFORE	BEFORE	BEFORE	BEFORE
AFTER	AFTER	AFTER	AFTER
INSULIN	INSULIN	INSULIN	INSULIN
MEAL:	MEAL:	MEAL:	MEAL:
PROTEIN GR:	PROTEIN GR:	PROTEIN GR:	PROTEIN GR:
CARBS GR:	CARBS GR:	CARBS GR:	CARBS GR:
FAT GR:	FAT GR:	FAT GR:	FAT GR:
CALORIES:	CALORIES:	CALORIES:	CALORIES:

DAILY OBSERVATIONS & NOTES: EXERCISE

TODAY'S TRACKER

WEIGHT

BP

DATE:

CUPS OF WATER: ① ② ③ ④ ⑤ ⑥ ⑦ ⑧ ⑨ ⑩

◈◈ DAILY GLUCOSE ◈◈

__BRKFST__	__LUNCH__	__DINNER__	__SNACK/ HS__
BEFORE	BEFORE	BEFORE	BEFORE
AFTER	AFTER	AFTER	AFTER
INSULIN	INSULIN	INSULIN	INSULIN
MEAL:	MEAL:	MEAL:	MEAL:
PROTEIN GR:	PROTEIN GR:	PROTEIN GR:	PROTEIN GR:
CARBS GR:	CARBS GR:	CARBS GR:	CARBS GR:
FAT GR:	FAT GR:	FAT GR:	FAT GR:
CALORIES:	CALORIES:	CALORIES:	CALORIES:

DAILY OBSERVATIONS & NOTES: EXERCISE

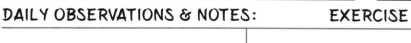

TODAY'S TRACKER

WEIGHT

BP

DATE:

CUPS OF WATER: ① ② ③ ④ ⑤ ⑥ ⑦ ⑧ ⑨ ⑩

❖❖ DAILY GLUCOSE ❖❖

BRKFST	LUNCH	DINNER	SNACK/ HS
BEFORE	BEFORE	BEFORE	BEFORE
AFTER	AFTER	AFTER	AFTER
INSULIN	INSULIN	INSULIN	INSULIN
MEAL:	MEAL:	MEAL:	MEAL:
PROTEIN GR:	PROTEIN GR:	PROTEIN GR:	PROTEIN GR:
CARBS GR:	CARBS GR:	CARBS GR:	CARBS GR:
FAT GR:	FAT GR:	FAT GR:	FAT GR:
CALORIES:	CALORIES:	CALORIES:	CALORIES:

DAILY OBSERVATIONS & NOTES: EXERCISE

TODAY'S TRACKER

DATE:

CUPS OF WATER: ① ② ③ ④ ⑤ ⑥ ⑦ ⑧ ⑨ ⑩

❖❖ DAILY GLUCOSE ❖❖

<u>BRKFST</u>	<u>LUNCH</u>	<u>DINNER</u>	<u>SNACK/ HS</u>
BEFORE	BEFORE	BEFORE	BEFORE
AFTER	AFTER	AFTER	AFTER
INSULIN	INSULIN	INSULIN	INSULIN
MEAL:	MEAL:	MEAL:	MEAL:
PROTEIN GR:	PROTEIN GR:	PROTEIN GR:	PROTEIN GR:
CARBS GR:	CARBS GR:	CARBS GR:	CARBS GR:
FAT GR:	FAT GR:	FAT GR:	FAT GR:
CALORIES:	CALORIES:	CALORIES:	CALORIES:

DAILY OBSERVATIONS & NOTES: EXERCISE

TODAY'S TRACKER

WEIGHT		BP
	DATE:	

CUPS OF WATER: ① ② ③ ④ ⑤ ⑥ ⑦ ⑧ ⑨ ⑩

◆◇ DAILY GLUCOSE ◆◇

<u>BRKFST</u>	<u>LUNCH</u>	<u>DINNER</u>	<u>SNACK/ HS</u>
BEFORE	BEFORE	BEFORE	BEFORE
AFTER	AFTER	AFTER	AFTER
INSULIN	INSULIN	INSULIN	INSULIN
MEAL:	MEAL:	MEAL:	MEAL:
PROTEIN GR:	PROTEIN GR:	PROTEIN GR:	PROTEIN GR:
CARBS GR:	CARBS GR:	CARBS GR:	CARBS GR:
FAT GR:	FAT GR:	FAT GR:	FAT GR:
CALORIES:	CALORIES:	CALORIES:	CALORIES:

DAILY OBSERVATIONS & NOTES: **EXERCISE**

TODAY'S TRACKER

WEIGHT
[ ]

BP
[ ]

DATE:

CUPS OF WATER: ① ② ③ ④ ⑤ ⑥ ⑦ ⑧ ⑨ ⑩

❖❖ DAILY GLUCOSE ❖❖

BRKFST	LUNCH	DINNER	SNACK/ HS
BEFORE	BEFORE	BEFORE	BEFORE
[ ]	[ ]	[ ]	[ ]
AFTER	AFTER	AFTER	AFTER
[ ]	[ ]	[ ]	[ ]
INSULIN	INSULIN	INSULIN	INSULIN
[ ]	[ ]	[ ]	[ ]
MEAL:	MEAL:	MEAL:	MEAL:
PROTEIN GR:	PROTEIN GR:	PROTEIN GR:	PROTEIN GR:
[ ]	[ ]	[ ]	[ ]
CARBS GR:	CARBS GR:	CARBS GR:	CARBS GR:
[ ]	[ ]	[ ]	[ ]
FAT GR:	FAT GR:	FAT GR:	FAT GR:
[ ]	[ ]	[ ]	[ ]
CALORIES:	CALORIES:	CALORIES:	CALORIES:
[ ]	[ ]	[ ]	[ ]

DAILY OBSERVATIONS & NOTES: EXERCISE

TODAY'S TRACKER

WEIGHT

BP

DATE:

CUPS OF WATER: ① ② ③ ④ ⑤ ⑥ ⑦ ⑧ ⑨ ⑩

◆◆ DAILY GLUCOSE ◆◆

<u>BRKFST</u>	<u>LUNCH</u>	<u>DINNER</u>	<u>SNACK/ HS</u>
BEFORE	BEFORE	BEFORE	BEFORE
AFTER	AFTER	AFTER	AFTER
INSULIN	INSULIN	INSULIN	INSULIN
MEAL:	MEAL:	MEAL:	MEAL:
PROTEIN GR:	PROTEIN GR:	PROTEIN GR:	PROTEIN GR:
CARBS GR:	CARBS GR:	CARBS GR:	CARBS GR:
FAT GR:	FAT GR:	FAT GR:	FAT GR:
CALORIES:	CALORIES:	CALORIES:	CALORIES:

DAILY OBSERVATIONS & NOTES: EXERCISE

TODAY'S TRACKER

WEIGHT

BP

DATE:

CUPS OF WATER: ① ② ③ ④ ⑤ ⑥ ⑦ ⑧ ⑨ ⑩

❖❖ DAILY GLUCOSE ❖❖

__BRKFST__	__LUNCH__	__DINNER__	__SNACK/ HS__
BEFORE	BEFORE	BEFORE	BEFORE
AFTER	AFTER	AFTER	AFTER
INSULIN	INSULIN	INSULIN	INSULIN
MEAL:	MEAL:	MEAL:	MEAL:
PROTEIN GR:	PROTEIN GR:	PROTEIN GR:	PROTEIN GR:
CARBS GR:	CARBS GR:	CARBS GR:	CARBS GR:
FAT GR:	FAT GR:	FAT GR:	FAT GR:
CALORIES:	CALORIES:	CALORIES:	CALORIES:

DAILY OBSERVATIONS & NOTES: EXERCISE

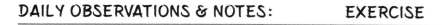

TODAY'S TRACKER

WEIGHT

DATE:

BP

CUPS OF WATER: ① ② ③ ④ ⑤ ⑥ ⑦ ⑧ ⑨ ⑩

◈◈ DAILY GLUCOSE ◈◈

BRKFST	LUNCH	DINNER	SNACK/ HS
BEFORE	BEFORE	BEFORE	BEFORE
AFTER	AFTER	AFTER	AFTER
INSULIN	INSULIN	INSULIN	INSULIN
MEAL:	MEAL:	MEAL:	MEAL:
PROTEIN GR:	PROTEIN GR:	PROTEIN GR:	PROTEIN GR:
CARBS GR:	CARBS GR:	CARBS GR:	CARBS GR:
FAT GR:	FAT GR:	FAT GR:	FAT GR:
CALORIES:	CALORIES:	CALORIES:	CALORIES:

DAILY OBSERVATIONS & NOTES: EXERCISE

TODAY'S TRACKER

WEIGHT

BP

DATE:

CUPS OF WATER: ① ② ③ ④ ⑤ ⑥ ⑦ ⑧ ⑨ ⑩

❖❖ DAILY GLUCOSE ❖❖

BRKFST	LUNCH	DINNER	SNACK/ HS
BEFORE	BEFORE	BEFORE	BEFORE
AFTER	AFTER	AFTER	AFTER
INSULIN	INSULIN	INSULIN	INSULIN
MEAL:	MEAL:	MEAL:	MEAL:
PROTEIN GR:	PROTEIN GR:	PROTEIN GR:	PROTEIN GR:
CARBS GR:	CARBS GR:	CARBS GR:	CARBS GR:
FAT GR:	FAT GR:	FAT GR:	FAT GR:
CALORIES:	CALORIES:	CALORIES:	CALORIES:

DAILY OBSERVATIONS & NOTES: EXERCISE

TODAY'S TRACKER

WEIGHT

BP

DATE:

CUPS OF WATER: ① ② ③ ④ ⑤ ⑥ ⑦ ⑧ ⑨ ⑩

❖❖ DAILY GLUCOSE ❖❖

BRKFST	LUNCH	DINNER	SNACK/ HS
BEFORE	BEFORE	BEFORE	BEFORE
AFTER	AFTER	AFTER	AFTER
INSULIN	INSULIN	INSULIN	INSULIN
MEAL:	MEAL:	MEAL:	MEAL:
PROTEIN GR:	PROTEIN GR:	PROTEIN GR:	PROTEIN GR:
CARBS GR:	CARBS GR:	CARBS GR:	CARBS GR:
FAT GR:	FAT GR:	FAT GR:	FAT GR:
CALORIES:	CALORIES:	CALORIES:	CALORIES:

DAILY OBSERVATIONS & NOTES: EXERCISE

TODAY'S TRACKER

WEIGHT

BP

DATE:

CUPS OF WATER: ① ② ③ ④ ⑤ ⑥ ⑦ ⑧ ⑨ ⑩

❖❖ DAILY GLUCOSE ❖❖

<u>BRKFST</u>	<u>LUNCH</u>	<u>DINNER</u>	<u>SNACK/ HS</u>
BEFORE	BEFORE	BEFORE	BEFORE
AFTER	AFTER	AFTER	AFTER
INSULIN	INSULIN	INSULIN	INSULIN
MEAL:	MEAL:	MEAL:	MEAL:
PROTEIN GR:	PROTEIN GR:	PROTEIN GR:	PROTEIN GR:
CARBS GR:	CARBS GR:	CARBS GR:	CARBS GR:
FAT GR:	FAT GR:	FAT GR:	FAT GR:
CALORIES:	CALORIES:	CALORIES:	CALORIES:

DAILY OBSERVATIONS & NOTES: EXERCISE

TODAY'S TRACKER

WEIGHT

BP

DATE:

CUPS OF WATER: ① ② ③ ④ ⑤ ⑥ ⑦ ⑧ ⑨ ⑩

◇◆ DAILY GLUCOSE ◆◇

<u>BRKFST</u>	<u>LUNCH</u>	<u>DINNER</u>	<u>SNACK/ HS</u>
BEFORE	BEFORE	BEFORE	BEFORE
AFTER	AFTER	AFTER	AFTER
INSULIN	INSULIN	INSULIN	INSULIN
MEAL:	MEAL:	MEAL:	MEAL:
PROTEIN GR:	PROTEIN GR:	PROTEIN GR:	PROTEIN GR:
CARBS GR:	CARBS GR:	CARBS GR:	CARBS GR:
FAT GR:	FAT GR:	FAT GR:	FAT GR:
CALORIES:	CALORIES:	CALORIES:	CALORIES:

DAILY OBSERVATIONS & NOTES: EXERCISE

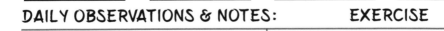

TODAY'S TRACKER

WEIGHT _____

DATE: _____

BP _____

CUPS OF WATER: ① ② ③ ④ ⑤ ⑥ ⑦ ⑧ ⑨ ⑩

❖❖ DAILY GLUCOSE ❖❖

BRKFST	LUNCH	DINNER	SNACK/ HS
BEFORE	BEFORE	BEFORE	BEFORE
AFTER	AFTER	AFTER	AFTER
INSULIN	INSULIN	INSULIN	INSULIN
MEAL:	MEAL:	MEAL:	MEAL:
PROTEIN GR:	PROTEIN GR:	PROTEIN GR:	PROTEIN GR:
CARBS GR:	CARBS GR:	CARBS GR:	CARBS GR:
FAT GR:	FAT GR:	FAT GR:	FAT GR:
CALORIES:	CALORIES:	CALORIES:	CALORIES:

DAILY OBSERVATIONS & NOTES: EXERCISE

TODAY'S TRACKER

WEIGHT

BP

DATE:

CUPS OF WATER: ① ② ③ ④ ⑤ ⑥ ⑦ ⑧ ⑨ ⑩

❖❖ DAILY GLUCOSE ❖❖

BRKFST	LUNCH	DINNER	SNACK/ HS
BEFORE	BEFORE	BEFORE	BEFORE
AFTER	AFTER	AFTER	AFTER
INSULIN	INSULIN	INSULIN	INSULIN
MEAL:	MEAL:	MEAL:	MEAL:
PROTEIN GR:	PROTEIN GR:	PROTEIN GR:	PROTEIN GR:
CARBS GR:	CARBS GR:	CARBS GR:	CARBS GR:
FAT GR:	FAT GR:	FAT GR:	FAT GR:
CALORIES:	CALORIES:	CALORIES:	CALORIES:

DAILY OBSERVATIONS & NOTES: EXERCISE

TODAY'S TRACKER

WEIGHT

BP

DATE:

CUPS OF WATER: ① ② ③ ④ ⑤ ⑥ ⑦ ⑧ ⑨ ⑩

❖❖ DAILY GLUCOSE ❖❖

BRKFST	LUNCH	DINNER	SNACK/ HS
BEFORE	BEFORE	BEFORE	BEFORE
AFTER	AFTER	AFTER	AFTER
INSULIN	INSULIN	INSULIN	INSULIN
MEAL:	MEAL:	MEAL:	MEAL:
PROTEIN GR:	PROTEIN GR:	PROTEIN GR:	PROTEIN GR:
CARBS GR:	CARBS GR:	CARBS GR:	CARBS GR:
FAT GR:	FAT GR:	FAT GR:	FAT GR:
CALORIES:	CALORIES:	CALORIES:	CALORIES:

DAILY OBSERVATIONS & NOTES: EXERCISE

TODAY'S TRACKER

WEIGHT
[ ]

DATE: _____

BP
[ ]

CUPS OF WATER: ① ② ③ ④ ⑤ ⑥ ⑦ ⑧ ⑨ ⑩

◈◈ DAILY GLUCOSE ◈◈

BRKFST	LUNCH	DINNER	SNACK/ HS
BEFORE	BEFORE	BEFORE	BEFORE
[ ]	[ ]	[ ]	[ ]
AFTER	AFTER	AFTER	AFTER
[ ]	[ ]	[ ]	[ ]
INSULIN	INSULIN	INSULIN	INSULIN
[ ]	[ ]	[ ]	[ ]
MEAL:	MEAL:	MEAL:	MEAL:
[ ]	[ ]	[ ]	[ ]
PROTEIN GR:	PROTEIN GR:	PROTEIN GR:	PROTEIN GR:
[ ]	[ ]	[ ]	[ ]
CARBS GR:	CARBS GR:	CARBS GR:	CARBS GR:
[ ]	[ ]	[ ]	[ ]
FAT GR:	FAT GR:	FAT GR:	FAT GR:
[ ]	[ ]	[ ]	[ ]
CALORIES:	CALORIES:	CALORIES:	CALORIES:
[ ]	[ ]	[ ]	[ ]

DAILY OBSERVATIONS & NOTES: EXERCISE

TODAY'S TRACKER

WEIGHT
[ ]

DATE:

BP
[ ]

CUPS OF WATER: ① ② ③ ④ ⑤ ⑥ ⑦ ⑧ ⑨ ⑩

❖❖ DAILY GLUCOSE ❖❖

BRKFST	LUNCH	DINNER	SNACK/ HS
BEFORE	BEFORE	BEFORE	BEFORE
[ ]	[ ]	[ ]	[ ]
AFTER	AFTER	AFTER	AFTER
[ ]	[ ]	[ ]	[ ]
INSULIN	INSULIN	INSULIN	INSULIN
[ ]	[ ]	[ ]	[ ]
MEAL:	MEAL:	MEAL:	MEAL:
PROTEIN GR:	PROTEIN GR:	PROTEIN GR:	PROTEIN GR:
[ ]	[ ]	[ ]	[ ]
CARBS GR:	CARBS GR:	CARBS GR:	CARBS GR:
[ ]	[ ]	[ ]	[ ]
FAT GR:	FAT GR:	FAT GR:	FAT GR:
[ ]	[ ]	[ ]	[ ]
CALORIES:	CALORIES:	CALORIES:	CALORIES:
[ ]	[ ]	[ ]	[ ]

DAILY OBSERVATIONS & NOTES: EXERCISE

MONTH AT A GLANCE

MONTH:

YEAR:

APPOINTMENTS

MONTHLY GOALS

TO DO LIST

NOTES

GLUCOSE: MONTH AT A GLANCE

	BREAKFAST	LUNCH	DINNER	SNACK	BEDTIME
1					
2					
3					
4					
5					
6					
7					
8					
9					
10					
11					
12					
13					
14					
15					
16					
17					
18					
19					
20					
21					
22					
23					
24					
25					
26					
27					
28					
29					
30					
31					

TODAY'S TRACKER

WEIGHT

BP

DATE:

CUPS OF WATER: ① ② ③ ④ ⑤ ⑥ ⑦ ⑧ ⑨ ⑩

❖❖ DAILY GLUCOSE ❖❖

BRKFST	LUNCH	DINNER	SNACK/ HS
BEFORE	BEFORE	BEFORE	BEFORE
AFTER	AFTER	AFTER	AFTER
INSULIN	INSULIN	INSULIN	INSULIN
MEAL:	MEAL:	MEAL:	MEAL:
PROTEIN GR:	PROTEIN GR:	PROTEIN GR:	PROTEIN GR:
CARBS GR:	CARBS GR:	CARBS GR:	CARBS GR:
FAT GR:	FAT GR:	FAT GR:	FAT GR:
CALORIES:	CALORIES:	CALORIES:	CALORIES:

DAILY OBSERVATIONS & NOTES: EXERCISE

TODAY'S TRACKER

WEIGHT

BP

DATE:

CUPS OF WATER: ① ② ③ ④ ⑤ ⑥ ⑦ ⑧ ⑨ ⑩

❖❖ DAILY GLUCOSE ❖❖

BRKFST	LUNCH	DINNER	SNACK/ HS
BEFORE	BEFORE	BEFORE	BEFORE
AFTER	AFTER	AFTER	AFTER
INSULIN	INSULIN	INSULIN	INSULIN
MEAL:	MEAL:	MEAL:	MEAL:
PROTEIN GR:	PROTEIN GR:	PROTEIN GR:	PROTEIN GR:
CARBS GR:	CARBS GR:	CARBS GR:	CARBS GR:
FAT GR:	FAT GR:	FAT GR:	FAT GR:
CALORIES:	CALORIES:	CALORIES:	CALORIES:

DAILY OBSERVATIONS & NOTES: EXERCISE

TODAY'S TRACKER

WEIGHT

DATE:

BP

CUPS OF WATER: ① ② ③ ④ ⑤ ⑥ ⑦ ⑧ ⑨ ⑩

❖❖ DAILY GLUCOSE ❖❖

BRKFST	LUNCH	DINNER	SNACK/ HS
BEFORE	BEFORE	BEFORE	BEFORE
AFTER	AFTER	AFTER	AFTER
INSULIN	INSULIN	INSULIN	INSULIN
MEAL:	MEAL:	MEAL:	MEAL:
PROTEIN GR:	PROTEIN GR:	PROTEIN GR:	PROTEIN GR:
CARBS GR:	CARBS GR:	CARBS GR:	CARBS GR:
FAT GR:	FAT GR:	FAT GR:	FAT GR:
CALORIES:	CALORIES:	CALORIES:	CALORIES:

DAILY OBSERVATIONS & NOTES: EXERCISE

TODAY'S TRACKER

DATE:

CUPS OF WATER: ① ② ③ ④ ⑤ ⑥ ⑦ ⑧ ⑨ ⑩

◆◆ DAILY GLUCOSE ◆◆

BRKFST	LUNCH	DINNER	SNACK/ HS
BEFORE	BEFORE	BEFORE	BEFORE
AFTER	AFTER	AFTER	AFTER
INSULIN	INSULIN	INSULIN	INSULIN
MEAL:	MEAL:	MEAL:	MEAL:
PROTEIN GR:	PROTEIN GR:	PROTEIN GR:	PROTEIN GR:
CARBS GR:	CARBS GR:	CARBS GR:	CARBS GR:
FAT GR:	FAT GR:	FAT GR:	FAT GR:
CALORIES:	CALORIES:	CALORIES:	CALORIES:

DAILY OBSERVATIONS & NOTES: EXERCISE

TODAY'S TRACKER

WEIGHT

BP

DATE:

CUPS OF WATER: ① ② ③ ④ ⑤ ⑥ ⑦ ⑧ ⑨ ⑩

◈◈ DAILY GLUCOSE ◈◈

BRKFST	LUNCH	DINNER	SNACK/ HS
BEFORE	BEFORE	BEFORE	BEFORE
AFTER	AFTER	AFTER	AFTER
INSULIN	INSULIN	INSULIN	INSULIN
MEAL:	MEAL:	MEAL:	MEAL:
PROTEIN GR:	PROTEIN GR:	PROTEIN GR:	PROTEIN GR:
CARBS GR:	CARBS GR:	CARBS GR:	CARBS GR:
FAT GR:	FAT GR:	FAT GR:	FAT GR:
CALORIES:	CALORIES:	CALORIES:	CALORIES:

DAILY OBSERVATIONS & NOTES: **EXERCISE**

TODAY'S TRACKER

WEIGHT

BP

DATE:

CUPS OF WATER: ① ② ③ ④ ⑤ ⑥ ⑦ ⑧ ⑨ ⑩

❖❖ DAILY GLUCOSE ❖❖

BRKFST	LUNCH	DINNER	SNACK/ HS
BEFORE	BEFORE	BEFORE	BEFORE
AFTER	AFTER	AFTER	AFTER
INSULIN	INSULIN	INSULIN	INSULIN
MEAL:	MEAL:	MEAL:	MEAL:
PROTEIN GR:	PROTEIN GR:	PROTEIN GR:	PROTEIN GR:
CARBS GR:	CARBS GR:	CARBS GR:	CARBS GR:
FAT GR:	FAT GR:	FAT GR:	FAT GR:
CALORIES:	CALORIES:	CALORIES:	CALORIES:

DAILY OBSERVATIONS & NOTES: EXERCISE

TODAY'S TRACKER

WEIGHT

DATE:

BP

CUPS OF WATER: ① ② ③ ④ ⑤ ⑥ ⑦ ⑧ ⑨ ⑩

❖❖ DAILY GLUCOSE ❖❖

BRKFST	LUNCH	DINNER	SNACK/ HS
BEFORE	BEFORE	BEFORE	BEFORE
AFTER	AFTER	AFTER	AFTER
INSULIN	INSULIN	INSULIN	INSULIN
MEAL:	MEAL:	MEAL:	MEAL:
PROTEIN GR:	PROTEIN GR:	PROTEIN GR:	PROTEIN GR:
CARBS GR:	CARBS GR:	CARBS GR:	CARBS GR:
FAT GR:	FAT GR:	FAT GR:	FAT GR:
CALORIES:	CALORIES:	CALORIES:	CALORIES:

DAILY OBSERVATIONS & NOTES: EXERCISE

TODAY'S TRACKER

WEIGHT

BP

DATE:

CUPS OF WATER: ① ② ③ ④ ⑤ ⑥ ⑦ ⑧ ⑨ ⑩

❖❖ DAILY GLUCOSE ❖❖

__BRKFST__	__LUNCH__	__DINNER__	__SNACK/ HS__
BEFORE	BEFORE	BEFORE	BEFORE
AFTER	AFTER	AFTER	AFTER
INSULIN	INSULIN	INSULIN	INSULIN
MEAL:	MEAL:	MEAL:	MEAL:
PROTEIN GR:	PROTEIN GR:	PROTEIN GR:	PROTEIN GR:
CARBS GR:	CARBS GR:	CARBS GR:	CARBS GR:
FAT GR:	FAT GR:	FAT GR:	FAT GR:
CALORIES:	CALORIES:	CALORIES:	CALORIES:

DAILY OBSERVATIONS & NOTES: EXERCISE

TODAY'S TRACKER

WEIGHT

DATE:

BP

CUPS OF WATER: ① ② ③ ④ ⑤ ⑥ ⑦ ⑧ ⑨ ⑩

◆◇ DAILY GLUCOSE ◇◆

BRKFST	LUNCH	DINNER	SNACK/ HS
BEFORE	BEFORE	BEFORE	BEFORE
AFTER	AFTER	AFTER	AFTER
INSULIN	INSULIN	INSULIN	INSULIN
MEAL:	MEAL:	MEAL:	MEAL:
PROTEIN GR:	PROTEIN GR:	PROTEIN GR:	PROTEIN GR:
CARBS GR:	CARBS GR:	CARBS GR:	CARBS GR:
FAT GR:	FAT GR:	FAT GR:	FAT GR:
CALORIES:	CALORIES:	CALORIES:	CALORIES:

DAILY OBSERVATIONS & NOTES: EXERCISE

TODAY'S TRACKER

WEIGHT [_____]

DATE: [_____]

BP [_____]

CUPS OF WATER: ① ② ③ ④ ⑤ ⑥ ⑦ ⑧ ⑨ ⑩

❖❖ DAILY GLUCOSE ❖❖

BRKFST	LUNCH	DINNER	SNACK/ HS
BEFORE	BEFORE	BEFORE	BEFORE
[____]	[____]	[____]	[____]
AFTER	AFTER	AFTER	AFTER
[____]	[____]	[____]	[____]
INSULIN	INSULIN	INSULIN	INSULIN
[____]	[____]	[____]	[____]
MEAL:	MEAL:	MEAL:	MEAL:
[____]	[____]	[____]	[____]
PROTEIN GR:	PROTEIN GR:	PROTEIN GR:	PROTEIN GR:
[____]	[____]	[____]	[____]
CARBS GR:	CARBS GR:	CARBS GR:	CARBS GR:
[____]	[____]	[____]	[____]
FAT GR:	FAT GR:	FAT GR:	FAT GR:
[____]	[____]	[____]	[____]
CALORIES:	CALORIES:	CALORIES:	CALORIES:
[____]	[____]	[____]	[____]

DAILY OBSERVATIONS & NOTES:　　　　　EXERCISE

TODAY'S TRACKER

WEIGHT ☐

BP ☐

DATE:

CUPS OF WATER: ① ② ③ ④ ⑤ ⑥ ⑦ ⑧ ⑨ ⑩

❖❖ DAILY GLUCOSE ❖❖

BRKFST	LUNCH	DINNER	SNACK/ HS
BEFORE	BEFORE	BEFORE	BEFORE
☐	☐	☐	☐
AFTER	AFTER	AFTER	AFTER
☐	☐	☐	☐
INSULIN	INSULIN	INSULIN	INSULIN
☐	☐	☐	☐
MEAL:	MEAL:	MEAL:	MEAL:
☐	☐	☐	☐
PROTEIN GR:	PROTEIN GR:	PROTEIN GR:	PROTEIN GR:
☐	☐	☐	☐
CARBS GR:	CARBS GR:	CARBS GR:	CARBS GR:
☐	☐	☐	☐
FAT GR:	FAT GR:	FAT GR:	FAT GR:
☐	☐	☐	☐
CALORIES:	CALORIES:	CALORIES:	CALORIES:
☐	☐	☐	☐

DAILY OBSERVATIONS & NOTES: EXERCISE

TODAY'S TRACKER

WEIGHT

DATE:

BP

CUPS OF WATER: ① ② ③ ④ ⑤ ⑥ ⑦ ⑧ ⑨ ⑩

❖❖ DAILY GLUCOSE ❖❖

<u>BRKFST</u>	<u>LUNCH</u>	<u>DINNER</u>	<u>SNACK/ HS</u>
BEFORE	BEFORE	BEFORE	BEFORE
AFTER	AFTER	AFTER	AFTER
INSULIN	INSULIN	INSULIN	INSULIN
MEAL:	MEAL:	MEAL:	MEAL:
PROTEIN GR:	PROTEIN GR:	PROTEIN GR:	PROTEIN GR:
CARBS GR:	CARBS GR:	CARBS GR:	CARBS GR:
FAT GR:	FAT GR:	FAT GR:	FAT GR:
CALORIES:	CALORIES:	CALORIES:	CALORIES:

DAILY OBSERVATIONS & NOTES: EXERCISE

TODAY'S TRACKER

WEIGHT

DATE:

BP

CUPS OF WATER: ① ② ③ ④ ⑤ ⑥ ⑦ ⑧ ⑨ ⑩

❖❖ DAILY GLUCOSE ❖❖

BRKFST	LUNCH	DINNER	SNACK/ HS
BEFORE	BEFORE	BEFORE	BEFORE
AFTER	AFTER	AFTER	AFTER
INSULIN	INSULIN	INSULIN	INSULIN
MEAL:	MEAL:	MEAL:	MEAL:
PROTEIN GR:	PROTEIN GR:	PROTEIN GR:	PROTEIN GR:
CARBS GR:	CARBS GR:	CARBS GR:	CARBS GR:
FAT GR:	FAT GR:	FAT GR:	FAT GR:
CALORIES:	CALORIES:	CALORIES:	CALORIES:

DAILY OBSERVATIONS & NOTES: EXERCISE

TODAY'S TRACKER

WEIGHT

DATE:

BP

CUPS OF WATER: ① ② ③ ④ ⑤ ⑥ ⑦ ⑧ ⑨ ⑩

◈◈ DAILY GLUCOSE ◈◈

BRKFST	LUNCH	DINNER	SNACK/ HS
BEFORE	BEFORE	BEFORE	BEFORE
AFTER	AFTER	AFTER	AFTER
INSULIN	INSULIN	INSULIN	INSULIN
MEAL:	MEAL:	MEAL:	MEAL:
PROTEIN GR:	PROTEIN GR:	PROTEIN GR:	PROTEIN GR:
CARBS GR:	CARBS GR:	CARBS GR:	CARBS GR:
FAT GR:	FAT GR:	FAT GR:	FAT GR:
CALORIES:	CALORIES:	CALORIES:	CALORIES:

DAILY OBSERVATIONS & NOTES: EXERCISE

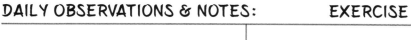

TODAY'S TRACKER

WEIGHT ☐

BP ☐

DATE: ☐

CUPS OF WATER: ① ② ③ ④ ⑤ ⑥ ⑦ ⑧ ⑨ ⑩

◈◈ DAILY GLUCOSE ◈◈

BRKFST	LUNCH	DINNER	SNACK/ HS
BEFORE	BEFORE	BEFORE	BEFORE
☐	☐	☐	☐
AFTER	AFTER	AFTER	AFTER
☐	☐	☐	☐
INSULIN	INSULIN	INSULIN	INSULIN
☐	☐	☐	☐
MEAL:	MEAL:	MEAL:	MEAL:
☐	☐	☐	☐
PROTEIN GR:	PROTEIN GR:	PROTEIN GR:	PROTEIN GR:
☐	☐	☐	☐
CARBS GR:	CARBS GR:	CARBS GR:	CARBS GR:
☐	☐	☐	☐
FAT GR:	FAT GR:	FAT GR:	FAT GR:
☐	☐	☐	☐
CALORIES:	CALORIES:	CALORIES:	CALORIES:
☐	☐	☐	☐

DAILY OBSERVATIONS & NOTES: EXERCISE

WEIGHT	# TODAY'S TRACKER	BP
	DATE:	

CUPS OF WATER: ① ② ③ ④ ⑤ ⑥ ⑦ ⑧ ⑨ ⑩

❖❖ DAILY GLUCOSE ❖❖

BRKFST	LUNCH	DINNER	SNACK/ HS
BEFORE	BEFORE	BEFORE	BEFORE
AFTER	AFTER	AFTER	AFTER
INSULIN	INSULIN	INSULIN	INSULIN
MEAL:	MEAL:	MEAL:	MEAL:
PROTEIN GR:	PROTEIN GR:	PROTEIN GR:	PROTEIN GR:
CARBS GR:	CARBS GR:	CARBS GR:	CARBS GR:
FAT GR:	FAT GR:	FAT GR:	FAT GR:
CALORIES:	CALORIES:	CALORIES:	CALORIES:

DAILY OBSERVATIONS & NOTES: EXERCISE

TODAY'S TRACKER

WEIGHT
[ ]

DATE: _____

BP
[ ]

CUPS OF WATER: ① ② ③ ④ ⑤ ⑥ ⑦ ⑧ ⑨ ⑩

◆◇ DAILY GLUCOSE ◇◆

__BRKFST__	__LUNCH__	__DINNER__	__SNACK/ HS__
BEFORE	BEFORE	BEFORE	BEFORE
[ ]	[ ]	[ ]	[ ]
AFTER	AFTER	AFTER	AFTER
[ ]	[ ]	[ ]	[ ]
INSULIN	INSULIN	INSULIN	INSULIN
[ ]	[ ]	[ ]	[ ]
MEAL:	MEAL:	MEAL:	MEAL:
[ ]	[ ]	[ ]	[ ]
PROTEIN GR:	PROTEIN GR:	PROTEIN GR:	PROTEIN GR:
[ ]	[ ]	[ ]	[ ]
CARBS GR:	CARBS GR:	CARBS GR:	CARBS GR:
[ ]	[ ]	[ ]	[ ]
FAT GR:	FAT GR:	FAT GR:	FAT GR:
[ ]	[ ]	[ ]	[ ]
CALORIES:	CALORIES:	CALORIES:	CALORIES:
[ ]	[ ]	[ ]	[ ]

DAILY OBSERVATIONS & NOTES: EXERCISE

TODAY'S TRACKER

WEIGHT

BP

DATE:

CUPS OF WATER: ① ② ③ ④ ⑤ ⑥ ⑦ ⑧ ⑨ ⑩

❖❖ DAILY GLUCOSE ❖❖

BRKFST	LUNCH	DINNER	SNACK/ HS
BEFORE	BEFORE	BEFORE	BEFORE
AFTER	AFTER	AFTER	AFTER
INSULIN	INSULIN	INSULIN	INSULIN
MEAL:	MEAL:	MEAL:	MEAL:
PROTEIN GR:	PROTEIN GR:	PROTEIN GR:	PROTEIN GR:
CARBS GR:	CARBS GR:	CARBS GR:	CARBS GR:
FAT GR:	FAT GR:	FAT GR:	FAT GR:
CALORIES:	CALORIES:	CALORIES:	CALORIES:

DAILY OBSERVATIONS & NOTES: EXERCISE

TODAY'S TRACKER

WEIGHT

BP

DATE:

CUPS OF WATER: ① ② ③ ④ ⑤ ⑥ ⑦ ⑧ ⑨ ⑩

◆◆ DAILY GLUCOSE ◆◆

BRKFST	LUNCH	DINNER	SNACK/ HS
BEFORE	BEFORE	BEFORE	BEFORE
AFTER	AFTER	AFTER	AFTER
INSULIN	INSULIN	INSULIN	INSULIN
MEAL:	MEAL:	MEAL:	MEAL:
PROTEIN GR:	PROTEIN GR:	PROTEIN GR:	PROTEIN GR:
CARBS GR:	CARBS GR:	CARBS GR:	CARBS GR:
FAT GR:	FAT GR:	FAT GR:	FAT GR:
CALORIES:	CALORIES:	CALORIES:	CALORIES:

DAILY OBSERVATIONS & NOTES: EXERCISE

TODAY'S TRACKER

WEIGHT

BP

DATE:

CUPS OF WATER: ① ② ③ ④ ⑤ ⑥ ⑦ ⑧ ⑨ ⑩

◆◆ DAILY GLUCOSE ◆◆

<u>BRKFST</u>	<u>LUNCH</u>	<u>DINNER</u>	<u>SNACK/ HS</u>
BEFORE	BEFORE	BEFORE	BEFORE
AFTER	AFTER	AFTER	AFTER
INSULIN	INSULIN	INSULIN	INSULIN
MEAL:	MEAL:	MEAL:	MEAL:
PROTEIN GR:	PROTEIN GR:	PROTEIN GR:	PROTEIN GR:
CARBS GR:	CARBS GR:	CARBS GR:	CARBS GR:
FAT GR:	FAT GR:	FAT GR:	FAT GR:
CALORIES:	CALORIES:	CALORIES:	CALORIES:

DAILY OBSERVATIONS & NOTES: EXERCISE

TODAY'S TRACKER

WEIGHT

BP

DATE:

CUPS OF WATER: ① ② ③ ④ ⑤ ⑥ ⑦ ⑧ ⑨ ⑩

◇◆ DAILY GLUCOSE ◆◇

<u>BRKFST</u>	<u>LUNCH</u>	<u>DINNER</u>	<u>SNACK/ HS</u>
BEFORE	BEFORE	BEFORE	BEFORE
AFTER	AFTER	AFTER	AFTER
INSULIN	INSULIN	INSULIN	INSULIN
MEAL:	MEAL:	MEAL:	MEAL:
PROTEIN GR:	PROTEIN GR:	PROTEIN GR:	PROTEIN GR:
CARBS GR:	CARBS GR:	CARBS GR:	CARBS GR:
FAT GR:	FAT GR:	FAT GR:	FAT GR:
CALORIES:	CALORIES:	CALORIES:	CALORIES:

DAILY OBSERVATIONS & NOTES: EXERCISE

TODAY'S TRACKER

WEIGHT

BP

DATE:

CUPS OF WATER: ① ② ③ ④ ⑤ ⑥ ⑦ ⑧ ⑨ ⑩

❖❖ DAILY GLUCOSE ❖❖

__BRKFST__	__LUNCH__	__DINNER__	__SNACK/ HS__
BEFORE	BEFORE	BEFORE	BEFORE
AFTER	AFTER	AFTER	AFTER
INSULIN	INSULIN	INSULIN	INSULIN
MEAL:	MEAL:	MEAL:	MEAL:
PROTEIN GR:	PROTEIN GR:	PROTEIN GR:	PROTEIN GR:
CARBS GR:	CARBS GR:	CARBS GR:	CARBS GR:
FAT GR:	FAT GR:	FAT GR:	FAT GR:
CALORIES:	CALORIES:	CALORIES:	CALORIES:

DAILY OBSERVATIONS & NOTES: EXERCISE

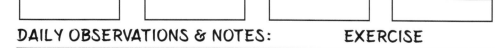

TODAY'S TRACKER

WEIGHT

BP

DATE:

CUPS OF WATER: ① ② ③ ④ ⑤ ⑥ ⑦ ⑧ ⑨ ⑩

❖❖ DAILY GLUCOSE ❖❖

BRKFST	LUNCH	DINNER	SNACK/ HS
BEFORE	BEFORE	BEFORE	BEFORE
AFTER	AFTER	AFTER	AFTER
INSULIN	INSULIN	INSULIN	INSULIN
MEAL:	MEAL:	MEAL:	MEAL:
PROTEIN GR:	PROTEIN GR:	PROTEIN GR:	PROTEIN GR:
CARBS GR:	CARBS GR:	CARBS GR:	CARBS GR:
FAT GR:	FAT GR:	FAT GR:	FAT GR:
CALORIES:	CALORIES:	CALORIES:	CALORIES:

DAILY OBSERVATIONS & NOTES: EXERCISE

WEIGHT	# TODAY'S TRACKER	BP

DATE:

CUPS OF WATER: ① ② ③ ④ ⑤ ⑥ ⑦ ⑧ ⑨ ⑩

◈◈ DAILY GLUCOSE ◈◈

<u>BRKFST</u>	<u>LUNCH</u>	<u>DINNER</u>	<u>SNACK/ HS</u>
BEFORE	BEFORE	BEFORE	BEFORE
AFTER	AFTER	AFTER	AFTER
INSULIN	INSULIN	INSULIN	INSULIN
MEAL:	MEAL:	MEAL:	MEAL:
PROTEIN GR:	PROTEIN GR:	PROTEIN GR:	PROTEIN GR:
CARBS GR:	CARBS GR:	CARBS GR:	CARBS GR:
FAT GR:	FAT GR:	FAT GR:	FAT GR:
CALORIES:	CALORIES:	CALORIES:	CALORIES:

DAILY OBSERVATIONS & NOTES: **EXERCISE**

TODAY'S TRACKER

WEIGHT

BP

DATE:

CUPS OF WATER: ① ② ③ ④ ⑤ ⑥ ⑦ ⑧ ⑨ ⑩

❖❖ DAILY GLUCOSE ❖❖

BRKFST	LUNCH	DINNER	SNACK/ HS
BEFORE	BEFORE	BEFORE	BEFORE
AFTER	AFTER	AFTER	AFTER
INSULIN	INSULIN	INSULIN	INSULIN
MEAL:	MEAL:	MEAL:	MEAL:
PROTEIN GR:	PROTEIN GR:	PROTEIN GR:	PROTEIN GR:
CARBS GR:	CARBS GR:	CARBS GR:	CARBS GR:
FAT GR:	FAT GR:	FAT GR:	FAT GR:
CALORIES:	CALORIES:	CALORIES:	CALORIES:

DAILY OBSERVATIONS & NOTES: EXERCISE

TODAY'S TRACKER

WEIGHT

BP

DATE:

CUPS OF WATER: ① ② ③ ④ ⑤ ⑥ ⑦ ⑧ ⑨ ⑩

❖❖ DAILY GLUCOSE ❖❖

__BRKFST__	__LUNCH__	__DINNER__	__SNACK/ HS__
BEFORE	BEFORE	BEFORE	BEFORE
AFTER	AFTER	AFTER	AFTER
INSULIN	INSULIN	INSULIN	INSULIN
MEAL:	MEAL:	MEAL:	MEAL:
PROTEIN GR:	PROTEIN GR:	PROTEIN GR:	PROTEIN GR:
CARBS GR:	CARBS GR:	CARBS GR:	CARBS GR:
FAT GR:	FAT GR:	FAT GR:	FAT GR:
CALORIES:	CALORIES:	CALORIES:	CALORIES:

DAILY OBSERVATIONS & NOTES: EXERCISE

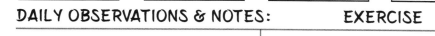

TODAY'S TRACKER

WEIGHT

BP

DATE:

CUPS OF WATER: ① ② ③ ④ ⑤ ⑥ ⑦ ⑧ ⑨ ⑩

◆◆ DAILY GLUCOSE ◆◆

BRKFST	LUNCH	DINNER	SNACK/ HS
BEFORE	BEFORE	BEFORE	BEFORE
AFTER	AFTER	AFTER	AFTER
INSULIN	INSULIN	INSULIN	INSULIN
MEAL:	MEAL:	MEAL:	MEAL:
PROTEIN GR:	PROTEIN GR:	PROTEIN GR:	PROTEIN GR:
CARBS GR:	CARBS GR:	CARBS GR:	CARBS GR:
FAT GR:	FAT GR:	FAT GR:	FAT GR:
CALORIES:	CALORIES:	CALORIES:	CALORIES:

DAILY OBSERVATIONS & NOTES: EXERCISE

TODAY'S TRACKER

WEIGHT

DATE:

BP

CUPS OF WATER: ① ② ③ ④ ⑤ ⑥ ⑦ ⑧ ⑨ ⑩

❖❖ DAILY GLUCOSE ❖❖

__BRKFST__	__LUNCH__	__DINNER__	__SNACK/ HS__
BEFORE	BEFORE	BEFORE	BEFORE
AFTER	AFTER	AFTER	AFTER
INSULIN	INSULIN	INSULIN	INSULIN
MEAL:	MEAL:	MEAL:	MEAL:
PROTEIN GR:	PROTEIN GR:	PROTEIN GR:	PROTEIN GR:
CARBS GR:	CARBS GR:	CARBS GR:	CARBS GR:
FAT GR:	FAT GR:	FAT GR:	FAT GR:
CALORIES:	CALORIES:	CALORIES:	CALORIES:

DAILY OBSERVATIONS & NOTES: EXERCISE

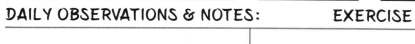

TODAY'S TRACKER

WEIGHT
[ ]

DATE: [ ]

BP
[ ]

CUPS OF WATER: ① ② ③ ④ ⑤ ⑥ ⑦ ⑧ ⑨ ⑩

◆◆ DAILY GLUCOSE ◆◆

BRKFST	LUNCH	DINNER	SNACK/ HS
BEFORE	BEFORE	BEFORE	BEFORE
[ ]	[ ]	[ ]	[ ]
AFTER	AFTER	AFTER	AFTER
[ ]	[ ]	[ ]	[ ]
INSULIN	INSULIN	INSULIN	INSULIN
[ ]	[ ]	[ ]	[ ]
MEAL:	MEAL:	MEAL:	MEAL:
[ ]	[ ]	[ ]	[ ]
PROTEIN GR:	PROTEIN GR:	PROTEIN GR:	PROTEIN GR:
[ ]	[ ]	[ ]	[ ]
CARBS GR:	CARBS GR:	CARBS GR:	CARBS GR:
[ ]	[ ]	[ ]	[ ]
FAT GR:	FAT GR:	FAT GR:	FAT GR:
[ ]	[ ]	[ ]	[ ]
CALORIES:	CALORIES:	CALORIES:	CALORIES:
[ ]	[ ]	[ ]	[ ]

DAILY OBSERVATIONS & NOTES: EXERCISE

TODAY'S TRACKER

WEIGHT

BP

DATE:

CUPS OF WATER: ① ② ③ ④ ⑤ ⑥ ⑦ ⑧ ⑨ ⑩

❖❖ DAILY GLUCOSE ❖❖

BRKFST	LUNCH	DINNER	SNACK/ HS
BEFORE	BEFORE	BEFORE	BEFORE
AFTER	AFTER	AFTER	AFTER
INSULIN	INSULIN	INSULIN	INSULIN
MEAL:	MEAL:	MEAL:	MEAL:
PROTEIN GR:	PROTEIN GR:	PROTEIN GR:	PROTEIN GR:
CARBS GR:	CARBS GR:	CARBS GR:	CARBS GR:
FAT GR:	FAT GR:	FAT GR:	FAT GR:
CALORIES:	CALORIES:	CALORIES:	CALORIES:

DAILY OBSERVATIONS & NOTES: EXERCISE

Printed in Great Britain
by Amazon